Naturkatastrophen in der Neuesten Geschichte

Sandra Müller

Die Cholera in Deutschland 1831/32

Auswirkungen auf Militär, Mentalität, Politik, Forschung, Industrie und Literatur.

minifanal.de

Sandra Müller:
Die Cholera in Deutschland 1831/32.
Auswirkungen auf Militär, Mentalität, Politik,
Forschung, Industrie und Literatur.

ISBN 978-3-95421-027-5
(Taschenbuch)

1. Auflage, 2013
Verlag: minifanal
www.minifanal.de

Covergestaltung: Marian Jaworski (**marianjaworski.de**)
unter Verwendung der Abbildung *Le Choléra*, vom Titel des *Le Petit Journal* vom 1. Dezember 1912.
(Quelle: http://upload.wikimedia.org/wikipedia/commons/6/65/Cholera.jpg)

Das vorliegende Werk ist eine im Rahmen der Veranstaltung „Naturkatastrophen in der Neuesten Geschichte: Wahrnehmung, Folgen, Bewältigungen vom 18. bis ins 20. Jahrhundert", gehalten von Prof. Wolfgang Altgeld an der Universität Würzburg, entstandene universitäre Abschlussarbeit.

Sandra Müller, geboren 1986, studierte Germanistik, Geschichte und Sozialkunde für das Lehramt an Gymnasien an der Julius-Maximilians-Universität Würzburg. Aktuell befindet sie sich bis September 2015 im Referendariat.

Inhaltsverzeichnis

A. Einleitung

Die Entwicklung der europäischen Gesellschaft, von einer alten, ständischen, hin zu einer modernen, industriellen wurde in den Jahren 1831/32 von der sich aus Indien ausbreitenden Cholera begleitet. Um die Dimension ihrer Ausbreitung verstehen zu können, muss man sie in einen großen ökologischen und ökonomischen Zusammenhang einordnen. Erst durch Zusammentreffen gewisser Bedingungen in der Umwelt, wie Ernährung, Wasserversorgung oder hygienische Standards, konnten sich die Krankheitserreger vermehren und ausbreiten. Bei der Behandlung einer Seuche muss demnach auch die Geschichte von Gesellschaft, Wirtschaft oder Mentalität einbezogen werden.[1]

Mit der Klassifizierung der Cholera als Naturkatastrophe werden neue Perspektiven aufgetan. Auf der einen Seite kann ein Begriffsverständnis aus den historischen Voraussetzungen gewonnen werden, auf der anderen Seite durch eine Abgrenzung von terminologischen Alternativen. Eine solche Alternative wäre, von Extremereignissen zu sprechen. Dagegen steht allerdings der Einwand, dass damit allein über das Ausmaß der wirkenden Naturkräfte etwas ausgesagt wird, während sowohl die Auswirkung und Wahrnehmung in der Gesellschaft gänzlich unberücksichtigt bleibt.[2] Darüber hinaus kam in den Naturwissenschaften vor einiger Zeit der Terminus Naturgefahren auf. Hier besteht der Unterschied in der Begrifflichkeit in den verschiedenen Zeithorizonten. Während der Begriff Naturgefahr den Aspekt einer möglicherweise eintretenden Gefahr und deren Früherkennung, also eine Vergegenwärtigung möglicher Zukunftsgeschehnisse meint, sind Naturkatastrophen auf die Gegenwart oder Vergangenheit bezogen.[3] Folglich sind Naturgefahren naturbezogen und ursachenorientiert,

1 Vgl. Manfred Vasold: Grippe, Pest und Cholera. Eine Geschichte der Seuchen in Europa. Stuttgart 2010, S. 9-11.

2 Vgl. Christian Pfister: Naturkatastrophen und Naturgefahren in geschichtlicher Perspektive. Ein Einstieg. In: Am Tag danach. Zur Bewältigung von Naturkatastrophen in der Schweiz 1500-2000. Hg. v. Christian Pfister. Berlin 2002, S. 15.

3 Vgl. Dieter Groh: Naturkatastrophen. Beiträge zu ihrer Deutung, Wahrnehmung und Darstellung in Text und Bild von der Antike bis ins 20. Jahrhundert. Tübingen 2003, S. 12.

während die Naturkatastrophenforschung gesellschaftsbezogen und wirkungsorientiert ist und deshalb in den Bereich der Sozial- und Geisteswissenschaften einzuordnen ist.[4]

Auch historisch lässt sich der Begriff herleiten, wobei hier lange Zeit die dramentheoretische Bedeutung aus der Spätantike vorherrschend war. Durch die zunehmende alltagssprachliche Verwendung des Begriffes im Sinne von Unglück, Unheil, Verhängnis im Laufe des 19. Jahrhunderts ging dieser dramenhistorische Sinnhorizont mit der Zeit verloren und der Begriff aus dem Gelehrtenvokabular in den allgemeinen Sprachgebrauch über.[5] Dennoch bietet der dramentheoretische Kontext Anknüpfungspunkte für eine anthropologisch ausgerichtete Erforschung der Naturkatastrophe in der Kulturwissenschaft. So kann der erste Bestandteil Natur- als Verweis auf natürliche Abläufe als Ursache eines Geschehens mit katastrophalen Auswirkungen verwendet werden, was nicht ausschließt, dass der Mensch als (Mit-) Verursacher ausgemacht werden kann. Der zweite Bestandteil -katastrophe verweist auf ein menschliches Drama. Somit kann dieser Erklärung zufolge dann von einer Naturkatastrophe gesprochen werden, wenn der Mensch von natürlichen Extremereignissen betroffen ist.[6]

Eine Naturkatastrophe beinhaltet also meist eine Gefährdung von Menschenleben und führt zu substanziellen Schäden für die Öffentlichkeit und für das Private. Außerdem bringt sie tiefe Einschnitte in den Alltag und die Ordnung von Dörfern, Städten oder ganzen Regionen mit sich, unterbricht dort das gemeinschaftliche Leben und setzt eine kollektive Angst frei. Was eine Naturkatastrophe aber vor allem ausmacht, – und dies wird in der heutigen Forschung immer wieder betont – ist, dass sie ein Katalysator für Veränderungen ist.[7] Eine Beschäftigung mit diesem Thema ermöglicht es also, wichtige Erkenntnisse über kulturelle Prozesse und mentalitätsgeschichtliche Veränderungen von Gesellschaften zu gewinnen. Dabei beschäftigen sich mittlerweile zahlreiche wissenschaftliche Diszipli-

---

4 Vgl. Pfister: Naturkatastrophen und Naturgefahren, S. 16.

5 Vgl. Pfister: Naturkatastrophen und Naturgefahren, S. 16f.

6 Vgl. Dieter Groh: Naturkatastrophen, S. 19.

7 Vgl. Manfred Jakubowski-Tiessen: Kommentar. In: Paul Münch: „Erfahrung" als Kategorie der Frühneuzeitgeschichte. Beiheft 31 zur HZ (2001), S. 261-267.

nen mit dieser Thematik. Sowohl die Naturwissenschaften, die historische Klimaforschung und Seismologie als auch die historische Anthropologie oder die Sozial- und Wirtschaftsgeschichte leisten hier ihren Beitrag, wobei es in der Forschungspraxis zu Überschneidungen kommt.[8]

Während das Interesse an der Naturkatastrophenforschung bis 1990 aus historiografischer Sicht noch relativ gering war, hat sich die Situation mittlerweile geändert und eine breite Forschung zur Geschichte der Naturkatastrophen hat sich formiert.[9]

Die Definition des Terminus gestaltete sich anfangs schwierig, da man es vermeiden wollte, anthropologische und gesellschaftliche Dimensionen unberücksichtigt zu lassen. So wurde in der Geschichtswissenschaft zuerst eine aus der Soziologie stammende Begriffserklärung übernommen, die Naturkatastrophen als soziale und politische Ereignisse, welche durch ein Naturphänomen ausgelöst wurden, beschrieb.[10] Was hierbei herausgestellt werden sollte war, dass die in der Natur vorkommenden Extremereignisse eine Katastrophe auslösen können, aber nicht zwangsläufig müssen, denn erst wenn die Menschen und deren Umwelt in die Geschehnisse mit einbezogen werden, wird ein Naturphänomen zu einer Katastrophe.[11]

Inzwischen hat sich die Geschichtswissenschaft eingehender mit dieser Problematik auseinandergesetzt. So definiert beispielsweise Geneviève Massard-Guilbaud Naturkatastrophen als Ereignisse, welche zeit- und ortsgebunden sind, und verweist darauf, dass das, was eine Gesellschaft als Naturkatastrophe bezeichnet, sehr stark von der jeweiligen Epoche abhängt. Folglich gibt es unterschiedliche Wahrnehmungen, welche immer an den Stand der Entwicklung von beispielsweise technischen Systemen, der sozialen Organisation oder bestimmten Alltagskulturen gebunden sind.[12] Welche Ereignisse also letztendlich unter den Begriff der Naturka-

---

8 Vgl. Monika Giesler/ Thomas David u. a.: Naturkatastrophen. Zürich 2003, S. 7f.

9 Vgl. Manfred Jakubowski-Tiessen: Sturmflut 1717. Die Bewältigung einer Naturkatastrophe in der Frühen Neuzeit. München 1992 (zugl. Habil.-Schr., Kiel 1990), S. 4f.

10 Vgl. Jakubowski-Tiessen: Kommentar, S. 261.

11 Vgl. Giesler/ David u. a.: Naturkatastrophen, S. 9.

12 Vgl. Geneviève Massard-Guilbaud: Introduction – The Urban Catastrophe: Challenge to the social, economic, and cultural order of the city. In: Cities and catastrophes: coping with emergency in European history. Hg. v. Geneviève,

tastrophe zu fassen sind, kann nur dann beschrieben werden, wenn diese als an eine Gesellschaft, deren Wahrnehmung und kulturellen Kontext gebundene Geschehnisse verstanden werden. Nur so ist es möglich, die Vielfalt der auf den ersten Blick inkompatiblen Phänomene zusammenzuführen und zu veranschaulichen.[13]

Besondere Beachtung bezüglich der Seuchenproblematik von 1831/32 fanden bisher die Themen Forschung, Industrie und Abwehrmaßnahmen, während das Thema der lyrischen Verarbeitung einer Seuchenerfahrung weniger berücksichtigt wurde. Was die Kompensation des Choleraerlebnisses durch das Schreiben von Briefen betrifft, muss stets beachtet werden, dass die aufbewahrten und veröffentlichten Briefe beinahe durchgängig Bürger- oder Adelsbriefe sind. Der Blick auf die Unterschicht, welche zumeist nicht schreiben konnte, bleibt also auf diesem Weg versperrt.[14]

Eine Auswahl bisheriger Veröffentlichungen, welche bezogen auf die Cholerathematik der Jahre 1831/32 in diese Arbeit eingeflossen sind, seien hier erwähnt. Einen sehr weit gefächerten Einblick ins Thema gibt Olaf Briese mit seiner vierbändigen Monographie mit dem Titel *Angst in den Zeiten der Cholera*, in welcher er unter anderem die Forschungslage um 1830, die zeitgenössische Wahrnehmung der Seuchenerfahrung, die Bedeutung des Militärs bei der Cholerabekämpfung oder die literarische Verarbeitung beschreibt.[15] Den Zusammenhang der Industrialisierung mit der Verbreitung des Choleraerregers stellt Richard Evans am Beispiel der Stadt Hamburg in der Monographie *Tod in Hamburg. Stadt Gesellschaft und Politik in den Cholera-Jahren 1830-1910 dar.*[16] Außerdem ist hier Stefan Winkles Monographie *Geisseln der Menschheit: Kulturgeschichte der Seuchen*[17] sowie der Aufsatz Michael Dorrmanns *Das asiatische Ungeheuer. Die Cholera im 19. Jahrhun-*

Massard-Guilbaud/ Harold Platt/ Dieter Schott. Frankfurt am Main 2002, S. 10.

13 Vgl. Giesler/ Davis u. a.: Naturkatastrophen, S. 10.

14 Vgl. Olaf Briese: Angst in den Zeiten der Cholera. Auf Leben und Tod. Briefwelt als Gegenwelt. Seuchen-Cordon III. Berlin 2003, S. 21.

15 Olaf Briese: Angst in den Zeiten der Cholera. Seuchen-Cordon I-IV. Berlin 2003.

16 Richard J. Evans: Tod in Hamburg. Stadt, Gesellschaft und Politik in den Cholera-Jahren 1830-1910. Reinbek bei Hamburg 1996.

17 Stefan Winkle: Geisseln der Menschheit: Kulturgeschichte der Seuchen. Zürich 1997.

dert[18] anzuführen, in welchen die politischen Vorgänge vor allem in Frankreich, Russland, Polen und Belgien sowie die politischen Kontroversen innerhalb Deutschlands dargestellt werden.

Besonders die Bereiche Forschungsgeschichte und Literatur betreffend, kann auf ein breites Quellenmaterial zurückgegriffen werden. Dies ist damit zu begründen, dass die Zeitgenossen ihre Erfahrungen und Denkweisen mit dem Bedürfnis verschriftlichten, das Außergewöhnliche an einer Katastrophe verstehen und eine Erklärung für die Vorkommnisse finden zu wollen.[19]

Im Folgenden können die Ausbreitung der Cholera sowie die jeweiligen in den einzelnen Regierungsbezirken getroffenen Maßnahmen in Deutschland anhand eines im Choleraarchiv enthaltenen, zeitgenössischen Berichtes[20] genau nachvollzogen werden. Vor dem Hintergrund des Ausbreitungsweges der Cholera nach und durch Deutschland soll ein Einblick in die Bereiche Militär, Mentalität, Politik, Forschung, Industrie und Literatur zur Cholerazeit gegeben werden. Dabei kann am Beispiel der an der Ostgrenze Preußens gelegenen Stadt Danzig, welche gleich zu Beginn von der Pandemie ergriffen wurde, geschildert werden, wie schon bei der ersten Berührung mit der Seuche militärische Sperrmaßnahmen ergriffen wurden und welche Nebenerscheinungen diese mit sich brachten. Die Stadt Berlin bietet in Bezug auf die Politisierung der Cholera einen Anknüpfungspunkt. Hier kann der zwischen Adel und Bürgertum aufgekommene Konflikt beispielhaft anhand zweier bekannter und seinerzeit in Berlin agierender Zeitgenossen dargestellt werden. Auf der einen Seite repräsentiert Albert Sachs mit seinem *Tagebuch über das Verhalten der bösartigen Cholera in Berlin*[21] die Seite der Liberalen, welche wirtschaftlich und politisch zu Innova-

---

18 Michael Dorrmann: „Das asiatische Ungeheuer". Die Cholera im 19. Jahrhundert. In: Das große Sterben. Seuchen machen Geschichte. Hg. von Hans Wilderotter. Berlin 1995.

19 Vgl. Giesler/ Davis u. a.: Naturkatastrophen, S. 12.

20 Karl Wilhelm Ulrich Wagner: Die Verbreitung der Cholera im Preußischen Staate. Ein Beweis ihrer Contagiosität. In: Cholera-Archiv mit Benutzung amtlicher Quellen. Bd. 2, Heft 2. Hg. v. J. C. Albers/ F. D. Barez u. a. Berlin 1832, S. 127-271.

21 Albert Sachs: Tagebuch über das Verhalten der bösartigen Cholera in Berlin. Eine Sammlung von Aufsätzen pathologisch-therapeutischen, gesundheits-polizeilichen und populär-medicinischen Inhalts in Bezug auf die Epidemie im

tionen aufriefen. Auf der anderen Seite steht Johann Nepomuk Rust, der mit seiner konservativen Einstellung die Seite des Adels vertrat und die zunehmenden sozialen Probleme dem Machtgewinn des Bürgertums und den damit verbundenen Neuerungen zuschrieb. Die Choleraunruhen von 1831 in Königsberg, welche in einem zeitgenössischen Bericht in *Der Komet. Ein Unterhaltungsblatt für die gebildete Lesewelt*[22] beschrieben werden, geben Aufschluss darüber, dass neben Ausländern, Juden und Armen sogar die Mediziner selbst für die Ausbreitung der Seuche verantwortlich gemacht wurden. Derartige Beschuldigungen von Juden sind besonders in Straßkirchen aufgekommen, wo mittelalterliche Legenden von jüdischen Brunnenvergiftern 1831 erneut belebt wurden. Außerdem sind sie aus diversen Anschuldigungen aus Zeitungen zu entnehmen. Weniger verbreitet und deshalb nur vereinzelt belegt und nicht direkt an einem bestimmten Ort festzumachen sind Beschuldigungen gegenüber Ausländern oder der Unterschicht. Die damalige Forschungsdiskussion zwischen Miasmatikern, Kontagonisten und solchen, die die Ursache der Cholera in der Psyche oder der Moral zu finden glaubten, lässt sich gut mit Rückgriff auf zeitgenössische Texte aus der Stadt Magdeburg darlegen. Anhand der Vorgänge in der Stadt Hamburg wird auf den Zusammenhang zwischen den Problemen, welche die Industrialisierung mit sich brachte und der Verbreitung der Cholera aufmerksam gemacht. Dabei beschreibt William Lindley die Situation der Wasserversorgung um 1831/32[23], während beispielsweise Johann Jakob Rambach mit seinem *Versuch einer physisch-medizinischen Beschreibung von Hamburg*[24] einen Einblick in die Lebensumstände der Menschen gewährt. Schließlich kann unter anderem mit den Werken der sogenannten Jungdeutschen – unter ihnen Heinrich Heine, Karl Ferdinand Gutzkow, Karl Rosenkranz, Gustav Georg Fechter oder Heinrich Laube – die literarische Verarbeitung der Seuchenerfahrung nachvollzogen werden. In der Ausarbeitung der jeweiligen Punkte wird selbstverständlich über die ein-

In- und Auslande. Berlin 1831, S. 3.

22 Karl Herloßsohn: Bericht über die Unruhen in Königsberg, 29. Juli 1831. In: Der Komet. Ein Unterhaltungsblatt für die gebildete Lesewelt 128 (1831), Sp. 1021-1024.

23 William Lindley: Öffentliche Wasch- und Bade-Häuser. Hamburg 1851.

24 Johann Jakob Rambach: Versuch einer physisch-medizinischen Beschreibung von Hamburg. Hamburg 1801.

zelnen Ortschaften hinausgegangen, ergänzende Literatur hinzugezogen und Wichtiges durch Exkurse ergänzt.

B. Die Cholera in Deutschland in den Jahren 1831/32.

Auswirkungen auf die Bereiche Militär, Mentalitätsgeschichte, Politik, Forschung, Industrie, und Literatur

1. Der Weg der Cholera nach Deutschland

Erste Angaben über das Vorkommen der Cholera in Indien lassen sich sowohl in medizinischen Sanskritschriften aus dem 3. Jahrhundert v. Chr. als auch in solchen aus dem 9. Jahrhundert n. Chr. finden. Außerdem sind aus dem 10. und 11. Jahrhundert Schilderungen von choleraartigen Krankheitsfällen überliefert, welche bereits auf den Zusammenhang zwischen der Bedeutung des Bodens und Trinkwassers bei der Seuchenverbreitung hinweisen. Zu einer besonders schweren Epidemie kam es im Jahre 1325 in Delhi nach dem Fest des Fastenbrechens und auch aus dem 16., 17. und 18. Jahrhundert liegen Aufzeichnungen über Choleraerkrankungen in Indien vor.[1]

Als es im Frühjahr 1817, nach einem extrem warmen Sommer 1816, zu unaufhörlichen Regenfällen kam, welchen eine Dürreperiode folgte[2] und sich zeitgleich der Ausbruch des Vulkans Tambora ereignete, welcher die Missstände zusätzlich verschlimmerte, brach die Cholera erneut aus. Im Unterschied zu früheren Epidemien verbreitete sie sich jedoch dieses Mal weiter und folgte den Wegen der Pilger nach Westen.[3]

Dass sich die Cholera ab 1817 pandemisch ausbreiten konnte, ist ein Resultat der im 19. Jahrhundert voranschreitenden Entwicklungen über die Grenzen der Länder hinaus. Der Kolonialismus, die Zunahme des Men-

1 Vgl. Winkle: Geisseln der Menschheit, S. 154f.

2 Vgl. Anton Drasche: Die epidemische Cholera. Wien 1860, S. 9.

3 Vgl. Hubert H. Lamb: Klima und Kulturgeschichte. Der Einfluß des Wetters auf den Gang der Geschichte. Hamburg 1989, S. 330f.

schen- und Warenverkehrs nach Europa sowie in Europa selbst die Industrialisierung und deren Begleiterscheinungen, wie schlechte Wohnbedingungen in den Stadtzentren, mangelhafte Trinkwasserqualität oder die Versorgung der Bevölkerung mit minderwertigen Nahrungsmitteln,[4] begünstigten den Vormarsch der Cholera enorm.[5]

Als die Seuche im Jahr 1831, der damaligen Forschermeinung zuwiderlaufend, zum ersten Mal Deutschland erreichte, hatte sie bereits einen weiten Weg hinter sich gebracht. Zuvor noch war von den Medizinern verkündet worden „Daß aber diese orientalische Krankheitsform in das Herz von Deutschland dringen sollte [sei] sehr unwahrscheinlich, ja fast undenkbar."[6] Nachdem sie jedoch ihren Weg aus Indien und dem Ganges-Delta heraus gefunden hatte, breitete sich die Cholera mit dem Handelsverkehr durch Afghanistan bis zur russischen Stadt Astrachan aus, wo sie am 19. Juli 1830 gemeldet wurde. Diese Stadt, im Mündungsdelta der Wolga gelegen, galt seither als gefährlichste Eingangspforte der Cholera bei ihrem Vordringen nach Mitteleuropa.[7] Bereits zu diesem Zeitpunkt wurde vermutet, dass der Grund für das unaufhaltsame Vordringen der Seuche in der mangelnden Überwachung der Schifffahrt lag. Da die Besatzungen der Handelsschiffe die Quarantäneaufenthalte, welche bei einem Cholerafall an Bord zwingend gefolgt wären, umgehen wollten, wurden auf Nachfrage der zuständigen Behörden eventuelle Todesfälle verschwiegen und somit infizieren Personen die Möglichkeit verschafft, über die (Landes-) Grenzen zu gelangen.[8] Über das Kaspische Meer setzte die Cholera ihren Weg nach Moskau, wo sie am 16. September 1830 eintraf, und schließlich bis nach St. Petersburg fort.[9] In dem sogenannten allrussischen Cholerajahr erkrankten laut offiziellen Angaben von den circa 250.000 Einwoh-

4 Vgl. Marie-Elisabeth Hilger: Seuchen verändern die Stadt: Soziale Ungleichheit vor Krankheit und Tod im 19. Jahrhundert. In: Die Alte Stadt 2. Stuttgart, 1991, S. 157f.

5 Vgl. Dorrmann: „Das asiatische Ungeheuer", S. 205.

6 Heinrich W. Buek: Die bisherige Verbreitung der jetzt besonders in Rußland herrschenden Cholera. erl. durch 1 Kt. u. e. dieselbe erklärende kurze Geschichte dieser Epidemie. Hamburg 1831, S. 30.

7 Vgl. Winkle: Geisseln der Menschheit, S. 166.

8 Vgl. F. K. Dahlberg/ J. A. Ilinskij: Mittheilungen über die orientalische Cholera in Russland. Petersburg 1832, S. 10.

9 Vgl. Dorrmann: „Das asiatische Ungeheuer", S. 206-208.

nern Moskaus beinahe 9.000, von denen über die Hälfte starb.[10] Rechnet man diese Sterberate auf die heutige Einwohnerzahl Moskaus um, so kommt man zu dem Ergebnis, dass innerhalb eines Jahres über 230.000 Menschen sterben würden – also beinahe die gesamte damalige Stadtbevölkerung.

Gleichzeitig mit der Verbreitung der Cholera in Russland kam es in Frankreich zur Julirevolution, welche, ausgelöst durch die Absicht Karls X., die Vorherrschaft des Adels wiederherzustellen, den Sturz der Bourbonen und die erneute Machtergreifung des Bürgertums zur Folge hatte. Schon im August sprang der revolutionäre Funke nach Brüssel über, was zur Folge hatte, dass die Aufstände, welche in der Septemberrevolution gipfelten und durch Frankreich Unterstützung fanden, zur Loslösung Belgiens vom Königreich der Vereinigten Niederlande führten. Da Zar Nikolaj I. diese Entwicklungen in Frankreich und Belgien als einen Schlag gegen die Ergebnisse des Wiener Kongresses ansah, wollte er, die Gefahr einer Weiterverbreitung der Cholera missachtend, russische und polnische Truppen gegen die aufständischen Franzosen und Belgier marschieren lassen.

Als diese Entwicklungen in Warschau bekannt wurden, brach dort die Novemberrevolution los, die das Ziel verfolgte, auch Polens Unabhängigkeit von Russland nach dem Wiener Kongress wiederzuerlangen.[11] Durch die kriegerischen Auseinandersetzungen zwischen dem russischen und polnischen Militär, welche aufgrund unzureichender hygienischer und ärztlicher Versorgung der Cholera zusätzlich Vorschub leisteten, konnte die Seuche nach der Kapitulation Warschaus und daraus resultierenden Emigrationen von über 30.000 Polen weiter in Richtung Westeuropa gelangen.[12]

Die revolutionären Bewegungen fanden schließlich auch in Preußen Anhänger. Am 16. September kam es in Berlin zu einer Volksdemonstration gegen das preußische Polizeiregime. Dass diese schließlich in offenen Widerstand führte, ist mit der stumpfsinnigen Gewalt der Polizei zu begründen, welche, nachdem in einer Gesellenherberge die Rufe nach Revolution laut geworden waren, neun Schneidergesellen verhaftete. Dies rief schließlich die gesamte Gewerkschaft sowie die solidarischen Schlosser und

10 Vgl. Winkle: Geisseln der Menschheit, S. 168.

11 Vgl. Winkle: Geisseln der Menschheit, S. 169.

12 Vgl. Roderick McGrew: Russia and the Cholera 1823-1832. Madison 1965, S. 102f.

Schuster auf die Straße.[13] In einer Propagandaschrift der Aufständischen hieß es dazu:

> „Auf! Auf! Ihr Teutschen! Schüttelt das Joch ab, welches seit 15 Jahren immer drückender geworden ist. Blicket nach Süden und Westen, da sehet Ihr ein ruhmvolles Beispiel, wie sich andere Nationen mit Gewalt ihre Freiheit erkämpfen. Wollen wir diesen nachstehen? Fließt in unseren Adern kein Blut? Nein! Nein, brave teutsche Mitbrüder! Fort mit den Hunden der Tyrannei, den Gendarmen! Es lebe die Nation! Es lebe die repräsentative Verfassung! Es lebe der konstitutionelle König!“[14]

Die eindeutige Forderung an die Deutschen – nicht Berliner oder Preußen – und nach einer freiheitlichen Gewalt, also einer Revolution – keiner Reform –, hatte zur Folge, dass die Regierung am 19. September, dem vierten Tag der Demonstrationen, die Kavallerie einsetzte. Die Grenzen nach Belgien und Frankreich wurden gesperrt und die Reisenden mussten sich scharfen Kontrollen unterziehen. Von diesen Vorkommnissen aufgeschreckt und mit Blick auf die herannahenden polnischen und russischen Truppen wurde auf den ausdrücklichen Rad Johann Nepomuk Rusts, Professor an der Berliner Universität, Direktor und Oberwundarzt der Charité sowie Generalarzt der preußischen Armee und königlicher Leibarzt, an der Ostgrenze Preußens ein doppelter Militärcordon errichtet, welcher sowohl gegen die Einschleppung der Cholera, als auch gegen das Eindringen aufrührerischer polnischer Ideen schützen sollte.[15] Wenngleich mit der Errichtung des Sperrcordons, welcher sich in einer Ausdehnung von beinahe 200 Meilen von der nördlichen Spitze Ostpreußens bis hin zum südlichen Punkt von Schlesien erstreckte, der Lauf der Seuche zu hemmen versucht

13 Vgl. Karl Obermann: Die Volksbewegung in Berlin in den Jahren 1830-1832. In: Berliner Heimat. Zeitschrift für die Geschichte Berlins 3 (1956), S. 12. Zit. auch bei: Helmut Bock: Die Endzeit Hegels. Auf der Epochenschwelle von 1830. In: Philosophie, Literatur und Politik vor den Revolutionen von 1848. Zur Herausbildung der demokratischen Bewegung in Europa. Hg. v. Lars Lambrecht. Frankfurt am Main 1996, S. 28.

14 Zit. nach: Obermann: Die Volksbewegung in Berlin, S. 13.

15 Vgl. Bock: Die Endzeit Hegels, S. 29f.

wurde, konnte dennoch ihr Ausbruch diesseits der Grenzsperre nicht verhindert werden.[16]

2. Die Anfangsphase von Mai 1831 bis Juli 1831

2.1 Die vier Wege der Cholera nach Preußen

Nachdem die Cholera also auf der einen Seite durch die Schifffahrt – teils durch Seeschiffe, in Preußen später hauptsächlich durch die Flussschifffahrt – weiterverschleppt worden war, auf der anderen Seite durch den Verkehr zu Lande, besonders bei Fortbewegung großer Menschenmassen, wie beispielsweise Truppenabteilungen, Richtung Deutschland gewandert war, fiel sie auf vier Wegen nach Preußen ein.[1]

Am 3. Mai 1831 wurde der erste Cholerafall auf deutschem Gebiet in Stallupönen verzeichnet. Von hier aus verbreitete sich die Seuche weiter und bis zum 9. Juli wurden in Ostpreußen die Grenzdörfer der Kreise Memel, Tilsit, Pillkallen und Johannisburg befallen. Am 23. Juli trat die Seuche erstmals in Königsberg auf und wütete so lange, bis schließlich kein Kreis im Regierungsbezirk verschont geblieben war. Ingesamt erkrankten hier bei einer Einwohnerzahl von etwa 704.100 Menschen mehr als 10.200 und über 5.690 starben.[2]

Der zweite Weg der Seuche nach Preußen führte über Danzig. Hier traten in der Nacht vom 28. auf den 29. Mai erste Fälle auf, wobei beobachtet werden konnte, dass die Erkrankten zuvor am Wasser gearbeitet hatten, was die allgemein verbreitete Ahnung der Fortbewegung der Seuche auf dem Wasserweg schon zu Beginn des Seuchenzugs in Deutschland bestätigte. Nach dem Ausbruch der Cholera in Danzig wurde die Stadt in einem Umkreis von vier bis sechs Meilen mit einem Militärcordon abgesperrt, welcher am 24. Juli in Wirksamkeit trat.[3] Über den Ausbruch der Seuche in Danzig berichtet der Oberamtsphysikus der Stadt Vaihingen an der Enz, Friedrich Schnurrer:

16 Vgl. Drasche: Die epidemische Cholera, S. 26f.

1 Vgl. Wagner: Die Verbreitung der Cholera im Preußischen Staate, S. 133.

2 Vgl. Walter Krehnke: Der Gang der Cholera in Deutschland seit ihrem ersten Auftreten bis heute. Berlin 1937, S. 4.

3 Vgl. Wagner: Die Verbreitung der Cholera im Preußischen Staate, S. 135.

> „Noch weit unerwarteter und weder durch Menschen-Verkehr noch durch eine nahe Angränzung eines befallenen Landestheils vermittelt, brach in der Nacht vom 28sten auf den 29sten Mai die Krankheit zu Danzig hervor. Auch hier hatten die zuerst Befallenen am Wasser gearbeitet. Es erkrankten nämlich solche, welche die Woche hindurch im Fahrwasser bei
> der Baggerarbeit gestanden hatten. (...) Bis zum ersten August waren 1054 Individuen erkrankt und von diesen 761 gestorben. Um diese Zeit hatte sich die Krankheit bereits auch über mehrere Orte des Danziger, Neustadter und Carthauser Kreises ausgedehnt, und in dem Umschließungs-Cordon selbst, besonders in und bei Neustadt, und im Dorfe Noriz ergaben sich Todesfälle, so daß diese Truppenabtheilungen selbst wieder abgesperrt werden mußten."[4]

Von dem Ausgangspunkt Danzig verbreitete sich die Seuche zum einen weichselaufwärts bis nach Elbing, Gaudenz, Marienburg und Pillau, zum anderen in die Richtung des benachbarten Regierungsbezirks Cöslin.[5]
Nicht nur über Ost- und Westpreußen drang die Cholera nach Deutschland ein, ebenso konnte sie von Polen und Galizien aus nach Schlesien übergreifen. Am 21. Juli 1831 ergriff sie die Grenzstadt Myslowitz und breitete sich über viele Orte des Beuthener Kreises aus, bis sie schließlich am 28. Juli in Beuten selbst zum Ausbruch kam.[6]
Der vierte Weg führte über die Grenze des Großherzogtums Posen. Der preußische Arzt Karl Wilhelm Ulrich Wagner schreibt über den Verbreitungsweg:

> „Es sind aber deutlich zwei Straßen zu unterscheiden auf denen sie aus dem Posenschen einhergezogen ist. Von diesen geht die eine von Posen aus die Warthe hinunter zur

4 Friedrich Schnurrer: Die Cholera morbus. Ihre Verbreitung, ihre Zufälle, die versuchten Heilmethoden, ihre Eigenthümlichkeiten und die im Großen dagegen anzuwendenden Mittel. Stuttgart und Tübingen 1831, S. 51.

5 Vgl. Wagner: Die Verbreitung der Cholera im Preußischen Staate, S. 152.

6 Vgl. Krehnke: Der Gang der Cholera in Deutschland, S. 8.

> Oder, und die andere von Thorn nach Bromberg und von da einestheils auf dem Bromberger Kanal und der Netze zur Warthe und Oder, anderentheils auf der großen nach Berlin führenden Chaussee, auf welcher sie jedoch, da hier nur der Verkehr der Landleute unter sich ihre Verbreitung beförderte, weniger weit vorzudringen im Stande war."[7]

Hier ereignete sich der erste Erkrankungsfall in einer Vorstadt von Posen am 13. Juli in St. Roch. Nachdem mehrere Fälle in der Vorstadt Wallischei gemeldet worden waren, wurde nach einer Verfügung der Königlichen Immediat-Commission vom 16. Juli, am 27. desselben Monats ein Schutzcordon errichtet. Dieser wurde jedoch nach kurzer Zeit, am 11. September, wieder aufgehoben, da man dessen Wirksamkeit aufgrund häufiger Truppenmärsche durch denselben anzweifelte.[8]
Ende Juli trat die Seuche in mehreren Grenzdörfern des Regierungsbezirks Marienwerder auf und auch in Gollub wurden Krankheitsfälle gemeldet. Ferner waren am 19. und 20. Juli die nahe bei Thorn gelegenen Dörfer Klein Nieczewken und Pisken betroffen und schließlich am 24. Juli Thorn selbst.[9]

2.2 Die Rolle des Militärs

Als die Cholera am 6. November 1830 Moskau erreicht hatte, befasste sich das preußische Außenministerium erstmals mit vorbeugenden Sicherheitsmaßnahmen gegen das Eindringen der Seuche nach Deutschland.[10] Aufgrund dessen, dass man in Polen keinerlei Sicherheitsmaßnahmen ergreifen wollte, sah die preußische Regierung dringenden Handlungsbedarf. Folglich wurden ab dem 24. November 1830 vom Kultusminister Karl Freiherr zum Altenstein Präventivmaßnahmen eingeleitet. Zuvor hatte Altenstein bereits in einem Schreiben an Brenn seine Absicht mitgeteilt, einige vertrauensvolle preußische Ärzte nach Russland zu entsenden, um dort

---

7 Wagner: Die Verbreitung der Cholera im Preußischen Staate, S. 161.

8 Vgl. Wagner: Die Verbreitung der Cholera im Preußischen Staate, S. 162f.

9 Vgl. ebd., S. 163f.

10 Vgl. Barbara Dettke: Die asiatische Hydra. Die Cholera von 1830/31 in Berlin und den preußischen Provinzen Posen, Preußen und Schlesien. Berlin 1995, S. 65f.

das Seuchengeschehen zu beobachten und sich somit über den Stand ein genaueres Bild machen zu können.[11] Hierfür wurden unter anderem die mit der Medizinalpolizei vertrauten Ärzte Johann Christoph Albers, Edmund Dann oder Ernst Barchewitz beauftragt, die sich sowohl mit dem wissenschaftlich-theoretischen Aspekt als auch der praktisch-therapeutischen Seite auseinandersetzen sollten. Weiterhin wurde die Gründung einer Cholera-Commission unter der Leitung des Obermedizinalrates Johann Nepomuk Rust beschlossen, welche die notwendigen Abwehrmaßnahmen ausarbeiten sollte.[12] Zusätzlich wurde Anfang des Jahres 1831 eine Immediat-Commission unter der Leitung von Generalmajor Ludwig Gustav Thiele eingesetzt, welcher die Aufgabe zukam, ein ergänzendes Abwehr- und Therapieprogramm zu entwickeln.[13]

Dem Beispiel der Mehrzahl der russischen und englischen Ärzte folgend, waren die Mitglieder der Cholera-Komission sowie die der Immediat-Commission zu Beginn der Pandemie vom kontagiösen Charakter der Seuche überzeugt.[14] Demzufolge war die logische Konsequenz, Absperrungsmaßnahmen zu ergreifen, um den Kontakt nach außen völlig zu unterbinden, bzw. lediglich durch Quarantäneaufenthalte möglich zu machen. Als vorläufige Maßnahmen, für den Zeitraum bevor die Berichte der Immediat-Commission abgeschlossen waren, wurde vorgeschlagen, den Grenzcordon vorzubereiten, eine Sanitätsbeobachtungslinie einzurichten sowie Gesundheitsatteste für Reisende auszustellen.[15]

Anfang Mai schließlich wurde mit der Aufstellung des Cordons begonnen. Der errichtete dreifach angelegte Sperrcordon setzte sich in einer ersten Linie aus einem Sanitätscordon mit vom Militär besetzten Quarantänehäusern zusammen, eine zweite Linie bildeten Patrouille reitende Soldaten und in dritter Linie, welche sich ebenfalls aus Militäreinheiten zusammensetzte, ließ man Kontrollposten in den Dörfern quartieren.[16] Die gesamte

---

11 Vgl. GStA PK, Rep. 77, Tit. 247, Nr. 1, Bd. 1, Bl. 5 R. Schreiben vom 12. 11. 1830. Zit. nach: Dettke: Die asiatische Hydra, S. 68.

12 Vgl. Dettke: Die asiatische Hydra, S. 69.

13 Vgl. Dettke: Die asiatische Hydra, S. 74.

14 Vgl. ebd., S. 69f.

15 Vgl. GStA PK. Rep. 77, Tit. 247, Nr.1, Bd. 1, Bl. 88. Zit. nach: Dettke: Die asiatische Hydra, S. 71.

16 Vgl. Dettke: Die asiatische Hydra, S. 77-79.

Gestalt des preußischen Cordons, welcher in mehrere Teile gegliedert der gesamten preußischen Grenze von der Ostsee bis hin zur schlesischen Grenze und zusammen mit den österreichischen Cordons von Galizien aus bis zur dalmatischen Küste mehr als 6.000 Kilometer umfasste,[17] wurde von einem anonymen Berichterstatter folgendermaßen beschrieben:

> „Von Seiten eines Hochlöblichen Generalkommando's wurden darauf die nördlichen Truppen vom 10ten und 11ten Infanterieregiment, dem 1ten Cuirassier-Regiment, reitender Geschütze dem Schützenbataillone u.s.w. abgeordnet den Cordon zu ziehen, dergestalt, daß derselbe schon am 15. Mai sich an der Grenze befand. Dieser militärische Cordon besetzte eine Ausdehnung von 32 Meilen und sind auf dieser Länge 223 Wachhütten aufgeschlagen, welche je 3 bis 4 Posten auszustellen vermögen. Jede Meile zählt demnach resp. 7 Wachhütten und 22 Schildwachten und stehen folglich im Ganzen 700 Schildwachten auf Posten. Durch stetes Patrouillieren erhalten sich diese Wachposten in Verbindung. Außerdem patrouillieren noch in einer zweiten Chaine, den Soutien bildend, Infanterie- und Cavallerieposten. Die Reserve, weiter zurückstehend, löst die Mannschaft des Cordons und des Soutiens alle 6 Tage ab.".[18]

Eine der ersten Städte, die von den neuen Sperren und Instruktionen betroffen war, war Danzig. Obwohl der Regierungspräsident von Rothe am 1. Juni der Immediat-Commission berichtete, dass sich die Seuche in Danzig nur sehr mäßig und lediglich über fünf Straßen in der Altstadt verbreite,[19] befahl die Berliner Commission am 5. Juni augenblicklich mit der Zernierung zu beginnen und darüber hinaus alle befallenen Straßen und

---

17 Vgl. Olaf Briese: Angst in den Zeiten der Cholera. Über kulturelle Ursprünge des Bakteriums. Seuchen-Cordon I. Berlin 2003, S. 247.

18 [Anonym]: Wirken der hohen Provinzialbehörden. In: Cholera-Blatt. Als Beilage zu den Schlesischen Blättern. Nr. 6, 18. August 1831, S. 31. Zit. nach: Briese: Seuchen-Cordon I, S. 247f.

19 Vgl. GStA PK, Rep. 77, Tit. 247, Nr. 2, Bd. 1, Bl. 6 und 7. Zit. nach: Dettke: Die asiatische Hydra, S. 106.

Häuser extra abzusperren.[20] Obwohl Rothe zudem darauf hinwies, dass es dringend nötig sei, vor einer Absperrung der Stadt dafür zu sorgen, dass genügend Lebensmittel bereitgestellt würden, wurde auch diese Information als außerhalb des Zuständigkeitsbereiches der Commission liegend abgetan.[21] Zusätzlich zu den bereits genannten Vorschriften verordnete die Commission weitere Maßnahmen, welche die Stadt selbst durchzuführen hatte. Dazu gehörten unter anderem die Isolation von Kranken in Lazaretten, die Versorgung der abgesperrten Personen oder der Abtransport von Verstorbenen, was dazu führte, dass die Stadt innerhalb kürzester Zeit vor dem finanziellen Ruin stand.[22] Darüber hinaus brachte die Zernierung der Stadt einen enormen Preisanstieg der Lebensmittel mit sich und auch der Handel lag danieder. Die Fleischer beklagten den Mangel an Vieh und die Bäcker konnten aufgrund fehlender Hefe nicht backen. Auch die in Danzig festsitzenden Schiffer befanden sich in einer aussichtslosen Lage, da weder geklärt war wann, noch wohin sie ihre Reise fortsetzen durften.[23] Was hier also direkt zu Beginn der Choleraproblematik in Deutschland schon anklang, war, dass sich die Bevölkerung vielmehr durch die Regierungsmaßnahmen unter Druck gesetzt fühlte, als durch die Seuchenbedrohung selbst.

Exkurs: Der Aufstieg des Militärs in Preußen

Dass all diese Überwachungsmaßnahmen dem Militär zufielen, war nicht immer selbstverständlich gewesen. Erst im neuzeitlichen Europa entwickelte sich der Einfluss des Militärs dahingehend, dass er den Kampf gegen die Seuchen entscheidend prägte. Preußen, durch die Wirren des Dreißigjährigen Krieges wirtschaftlich erschüttert, gibt ein Beispiel für den Aufstieg von einer Kleindynastie zu einer wirtschaftlichen und politischen Kontinentalmacht mittels Militarisierung. Nach einer Proto-Militarisierung der brandenburgisch-preußischen Gesellschaft im 17. Jahrhundert folgte eine soziale Militarisierung des alten Preußens im 18. Jahrhundert und

---

20 Vgl. Dettke: Die asiatische Hydra, S. 106.

21 Vgl. GStA PK, Rep. 76 VIII C, Nr. 118, Bl. 2 R. Zit nach: Dettke: Die asiatische Hydra, S. 106.

22 Vgl. Dorrmann: „Das asiatische Ungeheuer“, S. 211-213.

23 Vgl. Dettke: Die asiatisch Hydra, S. 155.

schließlich die politische Militarisierung von Staat und Gesellschaft Reformpreußens im 19. und 20. Jahrhundert.[24]
Das stehende Heer, welches sich in Ablösung von Söldnerheer und Miliz herausbildete, entwickelte sich zu einem wichtigen Fundament des entstehenden landesherrlichen und monarchistischen Absolutismus in Deutschland. Das sich im Kurfürstentum Brandenburg seit der Mitte des 17. Jahrhunderts herausbildende miles perpetuus wurde immer mehr zum Anlass, zum Mittel und zur Basis für die Errichtung, Ausbildung und Aufrechterhaltung einer Organisation für die Bereiche Administration, Politik und Soziales, welche auf die Bedürfnisse des neuen Heeres ausgerichtet war. Eine grundlegende Veränderung leitete 1644 Friedrich Wilhelm von Brandenburg ein, als er nicht wie bisher üblich, die ausgehobenen Truppen nach Beendigung der Kampfhandlungen entließ, sondern diese in Garnisonsstädten einquartierte und deren Verpflegung und Ausrüstung durch ständige Steuerbewilligungen permanent finanzieren ließ. Der 1713 auf den Thron folgende Soldatenkönig Friedrich Wilhelm I. wollte dem neu errichteten Königreich Preußen eine militärische Herrschaftsbasis schaffen, welche es in die Reihe der großen Militärmächte Europas vorrücken lassen sollte. Bis zum Regierungsantritt seines Sohnes Friedrich II. im Jahr 1740 brachte er die preußische Monarchie – an der Stärke des Militärs gemessen – beinahe auf die dritte Stelle unter den europäischen Mächten des Ancien Régime.[25]
Während des 18. Jahrhunderts stiegen die finanziellen Bedürfnisse des preußischen Heeres und wurden zum Schwungrad der Staatsmaschine.[26] Aus der Militärverwaltung entstanden Hauptbehörden und für die Wirtschaft brachte der Aufbau und die Verwaltung einen neuen Absatzmarkt und viele Verdienstmöglichkeiten. Ebenso erforderte diese neue Ausrichtung auf militärische Zwecke eine straffe Ordnung des Sozial- und Wirt-

24 Vgl. Otto Büsch: Die Militarisierung von Staat und Gesellschaft im alten Preußen. In: Preußen. Versuch einer Bilanz. Bd. 2. Beiträge zu einer politischen Kultur. Hg. v. Manfred Schenke. Reinbek bei Hamburg 1981, S. 45.

25 Vgl. ebd., S. 45f.

26 Vgl. weiterführend: Bernhard Kroener/ Ralf Pröve: „Das Schwungrad an der Staatsmaschine?". Die Bedeutung der bewaffneten Macht in der europäischen Geschichte der Frühen Neuzeit. In: Krieg und Frieden. Militär und Gesellschaft in der frühen Neuzeit. Hg. v. Bernhard Kroener. Paderborn 1996, S. 4-23.

schaftslebens. Folglich übernahm das Militär unter anderem auch die Aufsicht über die sozialen und wirtschaftlichen Entwicklungen im Inneren des Staates, was im Agrarstaat Preußen hauptsächlich eine Militarisierung der Agrarverhältnisse bedeutete.[27]

Das 19. Jahrhundert brachte eine politische Militarisierung mit sich. Nun kamen, als das Volksheer an die Stelle des stehenden Heeres trat und das System der Allgemeinen Wehrpflicht seit 1813/14 das Kantonsystem ablöste, neue Elemente hinzu. Alle sozialen Schichten wurden jetzt in den Wehrdienst einbezogen und die lebenslängliche, später zwanzigjährige Wehrpflicht wurde in eine gestufte Dienstpflicht mit kürzerem aktiven Dienst aber jahrzehntelangem Reservistentum bzw. Landwehrangehörigkeit umgewandelt. Ein neues Verständnis des Wehrdienstes als Schule der Nation, des Heeres als Staat im Staate, der Militärdienste als Leitbilder der Gesellschaft und des Königs als oberster Kriegsherr und Zentralfigur des staatlich-politischen Machtdenkens und Handelns, hatte sich entwickelt. Was sich hier also herausgebildet hatte, war eine politische Militarisierung der Gesellschaft, welche sich in Verbindung mit preußisch-deutschem Patriotismus und übersteigertem Stolz auf die Traditionen der siegreichen preußischen Armee unter anderem durch das konsequente Eindringen militärischer Denkweisen in das Bürgertum und den Respekt vor militärischer Macht und der sie tragenden Größen, manifestierte.[28]

Das Leben im neuzeitlichen Europa war also grundsätzlich von militärischen Umwälzungen geprägt und das Militär damit die wichtigste Aufsteigerinstitution der Moderne in politischer, ökonomischer und kultureller Hinsicht.[29] Als Motor für diesen Aufstieg diente in besonderem Maße die Pest.[30] So heißt es in der Vielzahl der Pest-Ordnungen unter anderem, das Militär sei die einzige Instanz, welche der Seuche Einhalt gebieten könne. Wie ein Einfall von Gegnern nur durch Truppen und Waffen abgehalten werden könne, verhalte es sich auch mit der Pest. Maßnahmen von Ärzten, der Gesundheitspolizei oder religiöse Beschwörungen seien zweitrangig, da es allein die Waffengewalt vermöge, vor der Seuchengefahr zu

27 Vgl. Büsch: Die Militarisierung von Staat und Gesellschaft im alten Preußen, S. 46.

28 Vgl. ebd., S. 58-60.

29 Vgl. Briese: Seuchen-Cordon I, S. 235; 246.

30 Vgl. ebd., S. 239.

schützen.[31] Begründen lässt sich dieser Aufschwung des Militärs mit dem Ansatz des amerikanischen Sozial- und Wissenschaftshistorikers David Herlihy, welcher in *Der Schwarze Tod und die Verwandlung Europas* herausarbeitete, dass erst die Pestkatastrophe von 1348/49 und die wiederholten Epidemien des 14. und 15. Jahrhunderts mit ihren sehr hohen Menschenverlusten und folglich verbunden mit einem extremen Mangel an Arbeitskräften, einen Modernisierungsdruck bewirkten, welcher Europa auf einen fortgesetzten Modernisierungstrend festlegte. Es folgten technische, wirtschaftliche und institutionelle Innovationen – eine Agrarrevolution setzte ein, die Segelschifffahrt erlebte einen Aufschwung, Universitäten wurden gegründet. Durch diesen Modernisierungszwang sei die Entwicklung hin zu bisher unüblichen Militärtechniken fortgeschritten, was den Einsatz von Pulver, Feuerwaffen und Kanonen betraf.[32] Zwar war die Effizienz von Pulver bereits vor der Pest bekannt gewesen, jedoch wurde erst durch die Katastrophenlage ein großflächiger Einsatz erzwungen.[33] Wie später auch im Kampf gegen die Cholera 1831/32 begriff auch zu Pestzeiten das Militär die Reinigung der Luft als seine Aufgabe und man versuchte, die Miasmen mittels Kanonenschüssen zu vertreiben.[34]

Auch was die Quarantäneaufenthalte und Sperrmaßnahmen betrifft, musste sich das Militär erst durchsetzten. Diese nämlich kamen bei der ersten europäischen Pestwelle noch gar nicht zum Einsatz, sondern bildeten sich als systematische Sperren erst im 17. Jahrhundert heraus.[35] Nun wurden diese Sperren per Dekret institutionalisiert und mit dem sogenannten immerwährenden, perpetuierlichen, ewigen Pest-Cordon, welcher ab 1728 die österreichischen Grenzen vor Vergiftungen aus dem Orient schützen sollte, hatte die Institutionalisierung ihren höchsten Grad erreicht. Somit

---

31 Vgl. Pest-Ordnungen. In: Repertorium der Polizeyordnungen der frühen Neuzeit. Hg. v. Karl Härter/ Michael Stolleis. Bd. 1-9. Frankfurt am Main 1996-2008. Zit. nach: Briese: Seuchen-Cordon I, S. 242.

32 Vgl. David Herlihy: Der Schwarze Tod und die Verwandlung Europas. Wagenbach 2000, S. 36f.

33 Vgl. Briese: Seuchen-Cordon I, S. 241f.

34 Vgl. ebd., S. 252.

35 Vgl. Martin Dinges: Süd-Nord-Gefälle in der Pestbekämpfung. Italien, Deutschland und England im Vergleich. In: Das europäische Gesundheitssystem. Gemeinsamkeiten und Unterschiede in historischer Perspektive. Hg. v. Wolfgang U. Eckart/ Robert Jütte. Stuttgart 1994, S. 34.

war ein militärischer Verfügungsanspruch für immer und ewig proklamiert. [36]
Letzten Endes gelang es also dem Militär, staatliche Entscheidungsbefugnisse zu zentrieren und den Prozess der Seuchenverhütung seinen Handlungspotenzialen zu unterwerfen.[37]

Wie schon erwähnt, begegnete man 1831/32 in Russland, Österreich und Preußen der Cholera mit militärischen Vorkehrungen. Trotz wiederholter Kritik von Finanzbehörden, Ärzten und Lokalbehörden konnte nicht verhindert werden, dass in Preußen das komplette militärische Arsenal aufgefahren wurde.[38] Die offensichtlichen Misserfolge tat man lediglich mit dem 1835 herausgegebenen Seuchen-Regulativ ab, in welchem mildernde Regulierungen enthalten waren, dennoch aber die Praxis des militärischen Zugriffs auf Seuchen bestärkt wurde.[39]
Zwar favorisierten sowohl das Militär als auch die staatlichen Entscheidungsträger um 1831/32 das Kontagienmodell und setzten auf Sperr-, Quarantäne- und Isolationsmaßnahmen, gleichwohl wurde das Schießen gegen Miasmen immer wieder zur Sprache gebracht. Hauptsächlich Ärzte waren es, die diese Theorie weiter verfolgten und mit dem lediglich vom Hörensagen gedeckten Fazit, dass Pulverexplosionen in der Vergangenheit Epidemien zum Erlöschen gebracht hätten,[40] betrieben sie den Einsatz ursprünglich militärischer Techniken weiter. Dieses Verhalten lässt vermu-

36 Vgl. Erna Lesky: Die österreichische Pestfront an der k. k. Militärgrenze. In: Saeculum. Jahrbuch für Universalgeschichte. Bd. 8. Köln 1957, S. 86.

37 Vgl. Briese: Seuchen-Cordon I, S. 246.

38 Vgl. Briese: Seuchen-Cordon I, S. 239-247.

39 Vgl. Regulativ vom 28. Oktober 1835, das bei ansteckenden Krankheiten zu beachtende sanitätspolizeiliche Verfahren betreffend, nebst einer Instruktion über das Desinfektionsverfahren und einer populären Belehrung über die Natur und Behandlung von ansteckenden Krankheiten. [Sonderdruck des 27. St. Der Gesetzessammlung vom Jahre 1835]. Berlin 1845. Zit. auch bei: Briese: Seuchen-Cordon I, S. 265.

40 Vgl. Friedrich August Arnoldi: Wie kann eine Seuche sich bloß contagiös verbreiten, ohne daß am Krankenbette Ansteckung nachzuweisen ist? In Beziehung auf die Cholera und gelbes Fieber erfahrungsgemäß beantwortet. Köln 1836, S. 130.

ten, welchen Eindruck und welche Faszination die Aufsteigerinstitution Militär auf den medizinischen Stand ausgeübt haben muss.[41]

2.3 Zum Begriff der Medizinischen Polizei

Im aufgeklärten Bürgertum, bei welchem religiöse Argumentationen fragwürdig geworden waren, entwickelte sich ein neues Gesundheitsideal, welches eine höhere Stufe der Individualisierung beschritten hatte. Der Mensch war vollkommen auf sich selbst zurückgeworfen und als Schöpfer seiner selbst hatte er die Zusammengehörigkeit von Körper, Geist, Leib und Seele sowie deren Unterordnung unter diesseitliche Lebensregeln erkannt. So war ein gesundes Leben nicht mehr auf ein höheres Ziel ausgerichtet, für welches der wirtschaftliche Erfolg lediglich der weltliche Anzeiger war, sondern der Weg und das Ziel wurden durch die Vernunft identisch.[42]

Zeitgleich mit der Entwicklung dieses neuen Gesundheitsideals kam der Gesundheit auch auf Staatsebene eine größere Bedeutung zu. Durch die Entdeckung der Bevölkerung als Produktionsfaktor erschien nun deren Wohl immer wichtiger und um dieses gewährleisten zu können, entwickelte man mit der Medizinischen Polizei die ersten Formen eines staatlichen Gesundheitswesens.[43]

Durch die innere und äußere Staatsbildung Preußens, bei der das Militär eine so bedeutende Modernisierungsfunktion übernommen hatte, wurden weitere Institutionen erforderlich. Bereits seit dem ersten Drittel des 18. Jahrhunderts etablierten sich Vorformen einer institutionalisierten Polizei,[44] welche hinsichtlich der staatlichen Erfordernisse bezüglich der Be-

---

41 Vgl. Briese: Seuchen-Cordon I, S. 252f.

42 Vgl. Alfons Labisch: „Hygiene ist Moral – Moral ist Hygiene“. Soziale Disziplinierung durch Ärzte und Medizin. In: Soziale Sicherheit und soziale Disziplin. Beiträge zu einer historischen Sozialpolitik. Hg. v. Christoph Sachße/ Florian Tennstedt. Frankfurt am Main 1986, S. 268f.

43 Vgl weiterführend: Georg Rosen: Wirtschafts- und Sozialpolitik in der Entstehung des öffentlichen Gesundheitswesens. Ein Interpretationsversuch. In: Erna Lesky: Sozialmedizin. Entwicklung und Selbstverständnis. Darmstadt 1977, S. 26-61.

44 Vgl. Georg-Christoph von Unruh: Polizei, Polizeiwissenschaft und Kameralistik. In: Deutsche Verwaltungsgeschichte. Bd. 1. Vom Spätmittelalter bis zum Ende des Reiches. Hg. v. Kurt G. A. Jeserich/ Hans Pohl/ Georg-Christoph

völkerungs-, Finanz- und Militärpolitik dem direkten Einfluss des absoluten Souveräns unterstanden.[45] Während der zweiten Hälfte des 18. Jahrhunderts trat das Interesse an der Gesundheit als eine die Öffentlichkeit betreffende Angelegenheit durch die Ausformulierung des Begriffs der Medizinischen Polizei auf eine neue Entwicklungsstufe. Erstmalige Verwendung fand dieser Terminus 1764. In dem Buch *Gedanken von dem Nutzen und der Nothwendigkeit einer medicinischen Policeyordnung in einem Staat*[46] wird beschrieben, wie wichtig es sei, dass jeder Monarch über viele gesunde Untertanen verfüge, welche ihre Verpflichtungen sowohl im Frieden als auch zu Kriegszeiten erfüllen können. Um dies zu gewährleisten, müsse der Staat besonders für die Volksgesundheit Sorge tragen.[47] Diese gesundheitliche Überwachung sei Aufgabe der Ärzte, welche allerdings durch Kurpfuscher und Scharlatane in der Durchführung ihrer Arbeit gehindert würden.[48] Deshalb benötige man, um das zu verhindern, eine medizinische Polizeiordnung, welche die Ausbildung der Ärzte regle, die Apotheken und Krankenhäuser beaufsichtige, die Seuchen verhüte, die Kurpfuscherei bekämpfe und die hygienische Belehrung des Volkes ermögliche.[49] Diese Idee der Medizinischen Polizei, also einer Schaffung einer medizinischen Polizeiordnung durch die Regierung und deren Durchsetzung mittels administrativer Steuerung, fand schnell Anklang und wurde beispielsweise vom Mediziner Christian Rickmann in dessen Arbeit *Von dem Einfluß der Arzneiwissenschaft auf das Wohl des Staats und dem besten Mittel zur Rettung des Lebens*[50] aufgenommen.[51]

---

von Unruh. Stuttgart 1983, S. 401.

45 Vgl. Briese: Seuchen-Cordon I, S. 260f.

46 Wolfgang Thomas Rau: Gedanken von dem Nutzen und der Nothwendigkeit einer medicinischen Policeyordnung in einem Staat. Ulm 1764.

47 Vgl. ebd., S. 22.

48 Vgl. ebd., S. 12f.

49 Vgl. ebd., S. 23-25.

50 Vgl. weiterführend: Christian Rickmann: Von dem Einfluß der Arzneiwissenschaft auf das Wohl des Staats und dem besten Mittel zur Rettung des Lebens. Jena 1771.

51 Vgl. Georg Rosen: Kameralismus und der Begriff der Medizinischen Polizei. In: Sozialmedizin. Entwicklung und Selbstverständnis. Hg. v. Erna Lesky. Darmstadt 1977, S. 119.

Mit seinem *System einer vollständigen medicinischen Polizey* entwarf Johann Peter Frank, der als Begründer der öffentlichen Hygiene und eines sozialmedizinisch geprägten Gesundheitsdienstes gilt, einen Versuch, das gesamte öffentliche und private Leben nach gesundheitlichen Erfordernissen zu regeln. Eingeschlossen waren unter anderem Fortpflanzung, Ehe, Schwangerschaft, Kinderbett, Kindesaufzucht, Schule, Nahrung, Erholung und Wohnung.[52] Hierbei handelte es sich um einen vollkommen neuen Zugriff des Staates auf das Leben der Menschen, was diesen auch nicht entging. So wurde der Vorwurf laut, dass durch das so erweiterte Gebiet der Polizei „die ohnehin schon immer mehr beschnittene natürliche Freiheit des Menschen unerhört eingeschränkt, die Rechte der Hausväter, der Ehemänner, der Eltern, gekränket und, was diesen unbefugt genommen wird, in die despotischen Hände der Obrigkeit gegeben werde?".[53] Und tatsächlich erstreckte sich schließlich der Aufgabenbereich der Polizei unter anderem auf die Kontrolle von Preis und Gewichten, die Überwachung von Baumaßnahmen, den Feuerschutz sowie das Armenwesen, die Gesundheitspflege und die Hygiene.[54]

Mit der einsetzenden Technisierung und Industrialisierung und der daraus resultierenden Entdeckung der Bevölkerung als Produktionsfaktor und als potenzielle Soldaten konnte sich die Medizinalpolizei weiter etablieren. Ihr Aufgabenbereich erstreckte sich nun dahingehend, die Gesundheit der Bevölkerung bestmöglichst zu gewährleisten, um somit die wirtschaftliche und militärische Machtentfaltung maximal fördern zu können.[55] Auf dieses enge Verhältnis zwischen allgemeinem Wohlergehen, welches er mit dem Wohlstand des Staates gleichsetzte, und der Gesundheit der Bevölkerung hatte bereits 1721 der Philosoph Christian Wolf hingewiesen. Macht entstehe seinen Ausführungen zufolge, aus einem reichen Staat, welcher mit vielen Untertanen gesegnet sei. Um die Zahl der Bevölkerung zu erhö-

52 Vgl. Johann Peter Frank: System einer vollständigen medicinischen Polizey. Bd. 1-4. Mannheim 1779.

53 Johann Peter Frank: System einer vollständigen medicinischen Polizey. Von Fortpflanzung der Menschen und Ehe-Anstalten, von Erhaltung und Pflege schwangerer Mütter, ihrer Leibesfrucht und der Kind-Betterinnen in jedem Gemeinwesen. Vorbericht zur 2. Auflage. Mannheim 1784, S. XVIIIf.

54 Vgl. Briese: Seuchen-Cordon I, S. 260f.

55 Vgl. Rosen: Kameralismus, S. 105-107.

hen, müsse das durchschnittliche Lebensalter gehoben werden. Deshalb sei es unabdingbar, ansteckende Krankheiten zu verhüten und alle bekannten Methoden zur Verbesserung des Gesundheitszustandes der Bevölkerung anzuwenden.[56] Auf dem Weg der Kompetenzerweiterung der Medizinalpolizei spielte diesbezüglich die Cholera von 1831/32 eine wichtige Rolle. Spätestens mit dem Seuchen-Regulativ[57] von 1835 und den darin festgehaltenen zu befolgenden sanitätspolizeilichen Verfahren, war deren Ausbildung einen wichtigen Schritt vorangegangen.[58]
Zwar hatte sich im Laufe des 19. Jahrhunderts mit der Einrichtung gesamtdeutscher Kontrollbehörden, wie beispielsweise der Central-Untersuchungs-Commission zu Mainz oder der Bundes-Central-Behörde zu Frankfurt eine einflussreiche politische Polizei herausgebildet, allerdings muss hier darauf hingewiesen werden, dass sich diese gegenüber dem Militär in ständigem Konkurrenzkampf beweisen musste.[59] So waren in Preußen die hierarchisch gestaffelten Institutionen zur Cholerabekämpfung vom Militär dominiert und dementsprechend oblag die Aufsicht der polizeilichen Anordnungen den militärischen Truppen,[60] was bedeutete, dass, so ein Lokalvertreter aus Danzig, die Macht und Gewalt den höchsten Zivilbehörden entzogen wurde.[61] Aufgrund dessen, dass dennoch den Polizeibehörden, als unmittelbare Vollzugsorgane vor Ort, die Sperrmaßnahmen und die damit verbundenen persönlichen Einschränkungen vom Volk angelastet wurden, widersetzten sich die Polizeibehörden der östlichen Gebiete ihrer Kompetenzbeschneidung. Problematisch hierbei blieb, dass die Lokalorgane auf der einen Seite die Konflikte des Alltagslebens nur mühsam bewältigen konnten, auf der anderen Seite aber eine Unterstüt-

56 Vgl. Christian Wolf: Vernuenftige Gedanken von dem gesellschaftlichen Leben der Menschen. Halle 1721, S. 275.

57 Vgl. Regulativ vom 28. Oktober 1835.

58 Vgl. Briese: Seuchen-Cordon I, S. 265.

59 Vgl. ebd., S. 265.

60 Vgl. Friedrich Wilhelm: Gesetz wegen Bestrafung derjenigen Verhegungen, welche die Uebertretung der – zur Abwendung der Cholera – erlassenen Verordnungen betreffen, 15. Juni 1831. In: Allgemeine Preußische Staats-Zeitung 170 (1831), S. 1080. Zit. auch bei: Briese: Seuchen-Cordon I, S. 271.

61 Vgl. Eduard Bangßel: Erinnerungsbuch für Alle, welche im Jahre 1831 die Gefahr der Cholera-Epidemie in Danzig miteinander getheilt haben. Danzig 1832, S. 66.

zung des Militärs mit Kompetenzeinbüßungen einherging. Die Unbeliebtheit der Polizei nutzte das Militär für seine Zwecke und hielt sich bei lokalen Zusammenstößen weitgehend zurück. Erst bei unkontrollierbaren Eskalationen, wie beispielsweise den Königsberger Cholera-Unruhen vom 26. und 27. Juli 1831, griff das Militär ein, ohne dass sein Ansehen darunter litt.[62]

3. Hauptverbreitungsphase von August 1831 bis Oktober 1831

Am 1. August 1831 brach die Seuche in Bromberg aus, wo bei einer Einwohnerzahl von circa 224.500 Menschen über 4.500 bis zum Erlöschen der Seuche starben. Dass die Cholera durch die Schifffahrt auf der Weichsel und Brahe aus der Gegend von Thorn dorthin gebracht worden war, lässt sich zum einen an ihrem Ausbruch im nördlich von Bromberg am linken Ufer der Brahe gelegenen Dorf Zollendow und zum anderen an dem Erkrankungsfall eines Schiffers aus Fordon an der Weichsel belegen.[1] Außer den bisher genannten Wegen, über Bromberg und Posen, drang die Krankheit zusätzlich an weiteren Orten über die polnische Grenze. So zeigte sie sich am 30. Juli in Pleschen, am 31. Juli in dem an der Warthe gelegenen Städtchen Schrimm, am 2. August in der Stadt Schroda, am 20. August in Wreschen, am 22. August in Inowraclaw und am 31. August in Gnesen.[2]

Aufgrund dessen, das die Cholera nun die Landesgrenze ihrer ganzen Länge nach überschritten hatte, sollte auch hier ein weiteres Vordringen mithilfe eines innerländischen Sperrcordons verhindert werden. Zunächst wurde von der Königlichen Immediat-Commission die Aufstellung einer Beobachtungslinie verfügt, welche vom Ausfluss der Leba in die Ostsee dem Verlauf dieses Flusses und der Brahe folgend bis zur Weichsel, von hier längs des Bromberger Kanals, der Netze und Warthe bis zu Oder und von dort aus zum einen die Oder hinab über Stettin nach Damm und schließlich nach Wollin führte, zum anderen von Cüstrin die Oder hinauf über Frankfurt und Crossen bis Oderberg verlief. Verschiedene Teile dieser Beobachtungslinie wurden durch Verfügungen der Immediat-Commis-

62 Vgl. Briese: Seuchen-Cordon I. S, 273.

1 Vgl. Wagner: Die Verbreitung der Cholera im Preußischen Staate, S. 166.

2 Vgl. Krehnke: Der Gang der Cholera in Deutschland, S. 9.

sion am 5., 9. und 15. August in Sperrcordons umgewandelt, sodass schließlich alle östlich der Oder liegenden Landesteile von den westlichen militärisch abgesperrt waren. Je nach Erkrankungsfall wurden weitere Sperren errichtet bzw. Verschiebungen der Beobachtungslinien vorgenommen, was jedoch am 6. September ein Ende fand, da die Cordons infolge einer allerhöchsten Cabinets-Ordre aufgrund ihrer Unwirksamkeit größtenteils wieder aufgehoben wurden. Als schließlich die Seuche in Breslau und Magdeburg ausbrach und somit die Sperrlinien entlang der Elbe und Oder von der Seuche durchbrochen worden waren, wurde am 7. Oktober befohlen, sämtliche Sperr-Cordons zu entfernen.[3]

Von Bromberg aus setzte die Seuche ihren Weg in Richtung Westen fort. Zunächst folgte sie der nach Berlin führenden Heerstraße, wobei Ausbrüche vom 4. bis 7. August in Sadtke gemeldet wurden. Von hier aus verbreitete sie sich in die umliegenden Ortschaften. Betroffen waren unter anderem der Schubiner Kreis sowie der Wirsitzer Kreis. Indessen die Cholera auf diesem Landweg nicht bedeutend weiter vordringen konnte, war ihr Fortschreiten entlang der Netze und Warthe bedeutend einfacher. Während allerdings die Verbreitung über die Warthe eindeutig mit der Schifffahrt zu erklären ist, ist dies für den Weg über die Netze nicht zu beobachten. Vielmehr scheint es hier der Verkehr zu Lande gewesen zu sein, auf welchem die Krankheit fortschritt. Dadurch ist es auch zu begründen, warum die Regelmäßigkeit der befallenen Ortschaften zwischen Posen und Landsberg, welche alle unmittelbar an der Warthe liegen, für den Weg der Netze entlang nicht gegeben ist, wo sich eine eher sprunghafte, unregelmäßige Ausbreitung zeigte.[4]

Als die Cholera schließlich bei Cüsrtin zur Oder gelangte, bewegte sie sich in drei Richtungen weiter fort. Zum einen erreichte sie oderabwärts am 19. August Graz und am 25. August Stettin, zum andern oderaufwärts am 8. September Frankfurt, wo von 17 Kreisen 12 befallen wurden, sowie Crossen am 14. des Monats. Der Regierungsbezirk Breslau wurde Anfang September erreicht und hier verbreitete sich die Seuche bis Oktober über 13 von 22 Kreisen. Überdies setzte sie ihren Vormarsch auf dem Finowkanal, der Havel und Spree entlang nach Berlin fort, von wo aus sie weiter

3 Vgl. Wagner: Die Verbreitung der Cholera im Preußischen Staate, S. 168-170.

4 Vgl Wagner: Die Verbreitung der Cholera im Preußischen Staate, S. 171-174.

in die Elbgegend gelangte.[5] Auf ihrem Weg erschien sie Ende August in Niederfinow, Hegermühle, Steinfurt, Marienwerder und Charlottenburg sowie Anfang September in Neustadt-Eberswalde, Schöpfurth, Spandau und Malz.[6] Potsdam blieb bis Ende September verschont, wo erst am 24. des Monats erste Fälle gemeldet wurden. In Berlin selbst starben von beinahe 229.850 Einwohnern über 1.400.
Von Berlin aus erreichte die Cholera schließlich die Elbe, wo sie zuerst in Magdeburg auftrat. Auch hier wurde sie durch die Schifffahrt auf dem Weg über die Havel und den Plauenschen Kanal, welcher Havel und Elbe verbindet, weiterverbreitet. Sowohl am Plauenschen Kanal in Alt-Plathow und Seedorf als auch an der Pareyer Schleuse wurde die Cholera gemeldet. Darauf wurde ihr Ausbruch in der Nähe der Elbe am 22. Oktober in Rothensee, am 28. Oktober in Rogatz und in Wollmirstädt am 5. November bekannt gegeben, welche sich alle zwischen der Einmündung des Plauenschen Kanals und Magdeburg befinden. Am 3. Oktober brach sie in Magdeburg selbst aus. Von hier aus verbreitete sich die Krankheit in die umliegenden Ortschaften wie beispielsweise nach Düsdorf, Osterweddingen, Bahrendorf oder Hohendodeleben.[7]

3.1 Cholerakompensation durch Schuldzuweisungen. Zur Mentalitätsgeschichte

Auf der Suche nach den Schuldigen am Choleraausbruch in Deutschland ergaben sich Konglomerate von politischer und nationaler Konnotation, von inneren und äußeren politischen Feinden. So war unter den Konservativen bis in die 1840er Jahre die Überzeugung vorherrschend, ebenso wie die bedenklichen liberalen und demokratischen Bestrebungen könne auch die Cholera nicht aus Deutschland selbst stammen, sondern sie sei von außen her eingeschleppt worden. Ebenso wie eine Revolution ansteckend sei, sei auch die Cholera eine ansteckende Ausgeburt der Französischen Revolution. Aber auch andere Sündenböcke wurden in Betracht gezogen. So wurde versucht, den Ärzten, den Juden, den Asiaten, den Indern oder auch den Slaven die Schuld in die Schuhe zu schieben. Auf der

5 Vgl. Krehnke: Der Gang der Cholera in Deutschland, S. 10.
6 Vgl. Wagner: Die Verbreitung der Cholera im Preußischen Staate, S. 190.
7 Vgl. Wagner: Die Verbreitung der Cholera im Preußischen Staate, S. 198f.

Suche nach auswärtigen Schuldigen griffen die Menschen auf altbewährte Mittel des Krisenmanagements zurück. Dadurch, dass man die Herkunft der Cholera nichteuropäischen Herkunftsgebieten zuschrieb, konnte man sie namhaft machen, es gab einen Verursacher und der war fern der eigenen Zivilisation zu finden, was auch bedeutete, dass es eine Chance gab, sich vor der Seuche zu schützen und sie durch Isolation fernzuhalten.[8]

3.1.1 Juden als Schuldige

Schnell war die erste Gruppe festgemacht, der man die Schuld zuweisen konnte. Ganz nach der mittelalterlichen Tradition, bei der es sich noch um die Pest gehandelt hatte, wurde den Juden ihre Außenseiterstellung zum Verhängnis. Da ihre Randstellung innerhalb des christlichen Gemeinwesens nicht erst nachgewiesen werden musste, sondern offen auf der Hand lag, war es ein Leichtes, dieser Volksgruppe die Verantwortung zuzuschieben. Zwar schwanden die Judenverfolgungen aus religiösem Wahn oder dem Bedürfnis nach Feindbildern im Zeitalter des Absolutismus, ein verborgener Antisemitismus blieb jedoch erhalten. Dieser erfuhr in der Aufklärung, mit dem Beginn der Emanzipation der Juden neuen Aufschwung und eine neue aufgeklärt-bürgerliche Judenfeindlichkeit bildete sich heraus.[9]

Exkurs: Die Emanzipation der Juden in Deutschland bis 1830

Zwischen 1780 und 1870 ereignete sich jene politische und wirtschaftliche Doppelrevolution, deren Ergebnis die Emanzipation des Bürgertums in wirtschaftlicher, politischer und sozialer Hinsicht war. Die revolutionäre Kraft aufklärerischen Denkens fand in der Forderung nach politischer Freiheit, einer Verfassung sowie in der Deklaration von Menschen- und Bürgerrechten ihren Ausdruck. Einen sehr umstrittenen Teil dieses Emanzipationsprozesses bildete die Emanzipation der Juden. Deutschland kommt diesbezüglich ein besonderer Platz zu, da hier der Gedanke der Emanzipation erstmals programmatisch ausgesprochen und zu verwirklichen versucht wurde. Bereits im Jahrzehnt vor der Französischen Revolu-

---

8 Vgl. Briese: Seuchen-Cordon I, S. 207-209.

9 Vgl. Klaus Berghahn: Grenzen der Toleranz. Juden und Christen im Zeitalter der Aufklärung. Köln 2000, S. 263f.

tion hatte die Diskussion um die Judenfrage, gestellt als Frage nach der Stellung der Juden in der modernen Gesellschaft, begonnen und in Frankreich und Österreich Anklang gefunden. Schon die Tatsache, dass es überhaupt eine Judenfrage gab, war keine Selbstverständlichkeit. Jahrhundertelang gab es zwar eine Judenpolitik mit Judenordnungen und Judenabgaben aber keine Judenfrage. Die jüdische Bevölkerung wurde von den Fürsten als Geldquelle, von den Ständen als Landplage wahrgenommen und lebte außerhalb der ständischen Ordnung. Erst als im 17. Jahrhundert einzelne jüdische Familien zu bedeutendem Reichtum gelangten und somit als potenzielle Finanzpartner der Fürsten und des Adels in eine neue Beziehung zu ihrer Umwelt traten, änderte sich dieses Bild.[10]

Ausgangspunkt für die emanzipatorischen Bewegungen im 18. Jahrhundert war nicht etwa die Sympathie mit den Juden, sondern, dass der Zustand und die Stellung der Juden im Staat als unerträglich, als eine höchst lästige Bürde der Staatsgesellschaft, empfunden wurden. Um Abhilfe zu schaffen, konnte allerdings im Zeitalter der Aufklärung nicht auf Mittel aus alten Zeiten zurückgegriffen werden, wo man die Juden noch über die Landesgrenzen vertrieben hatte, sondern die jüdische Existenz musste neu interpretiert werden.[11] „Der Jude ist noch mehr Mensch statt Jude"[12] und er habe von der Natur die gleichen Fähigkeiten erhalten, ein glücklicher, besserer Mensch und ein nützliches Mitglied der Gesellschaft zu sein, lautete die neue Grundlage der Überlegungen in Deutschland.[13] Nach vielen langwierigen Diskussionen um die beste Eingliederungsstrategie – als plötzliche Gleichstellung oder aber doch durch einen langwierigen Erziehungsvorgang – wurde die Frage, zumindest was die französischen Juden betraf, am 13. November 1791 mit einem Gesetz beantwortet, welches ihre sofortige und uneingeschränkte Gleichstellung vorsah. In Deutschland allerdings konnte man sich zu Derartigem nicht durchringen und so kam es hier bis 1800 nicht zu konkreten Reformen.[14]

---

10 Vgl. Reinhard Rürup: Emanzipation und Antisemitismus. Studien zur „Judenfrage" der bürgerlichen Gesellschaft. Frankfurt am Main 1987, S. 13-17.

11 Vgl. ebd., S. 17f.

12 Christian Wilhelm Dohm: Über die bürgerliche Verfassung der Juden. Berlin 1781, S. 28.

13 Vgl. ebd., S. 130.

14 Vgl. Rürup: Emanzipation und Antisemitismus, S. 18-22.

Schließlich ergab sich die Notwendigkeit einer Judengesetzgebung in den deutschen Staaten aus den Veränderungen des Staatsgebietes und dessen innerer Struktur. Denn mit der Vergrößerung der Staaten war auch die Zahl der jüdischen Bevölkerung angestiegen. Außerdem galt in jedem früher selbstständigen Gebiet ein anderes Judenrecht, sodass die Regierungen der neuen Staaten nun einem unübersichtlichen Gesetzeschaos gegenüberstanden. Eine diesbezügliche Neuordnung erfolgte in den meisten Staaten im Rahmen der gesamten Neuordnung. Besonders beachtlich war hierbei die preußische Gesetzgebung vom 11. März 1812, da sie den Juden sehr weitgehende Rechte einräumte und nicht weit von der französischen Gesetzgebung entfernt war. Dass den Juden in den Städten Hamburg, Lübeck, Bremen und Frankfurt ihre in der Franzosenzeit zugestandenen Rechte wieder entzogen werden sollten, gab den Anlass dafür, diesen Punkt auf dem Wiener Kongress zu diskutieren. Allerdings kam es hier weder zu einer Lösung auf Bundesebene noch zu einer Zusicherung der Rechte der Juden in eben genannten Städten. Alles in allem waren also bis zum Ende der ersten Phase der Judenemanzipation 1815 die Unterschiede in den deutschen Rechtsverhältnissen eher vermehrt als verringert worden.[15]

Zwischen diese erste Emanzipationsphase und eine zweite von 1840 bis 1870 fiel eine Zeit der Reaktion, in welcher sich das Judenbild wieder ins Negative umkehrte. Nun begannen die einzelnen Staaten damit, den Juden bereits zugestandene Rechte wieder zu entziehen oder einzuschränken. Gleichzeitig wurden in der Öffentlichkeit emanzipationskritische Stimmen laut, was traditionelle Vorurteile gegen die Juden von Neuem aufleben ließ.[16] Dass die Mehrheit des Volkes und insbesondere die Landbevölkerung den Juden gegenüber immer noch feindlich gesinnt war, zeigt sich an den sogenannten Hep! Hep! Krawallen von 1819, welche sich ausgehend von Würzburg, in einer Welle antijüdischer gewalttätiger Ausschreitungen über zahlreiche deutsche Städte und Landschaften ausbreiteten. Sie brachten Drohungen, Misshandlungen, Zerstörungen jüdischer Häuser, Geschäfte und Synagogen sowie Judenverfolgungen, wie es sie seit Jahrhun-

15 Vgl. ebd., S. 23-26.

16 Vgl. ebd., S. 26f.

derten nicht mehr gegeben hatte, mit sich.[17] Dass sich vor allem auch die Liberalen der Judenemanzipation verschlossen, lag daran, dass sich das Judentum ihrer Meinung nach beständig dem Fortschritt verschlossen hatte: „Während alles von der Zeit bewegt wird und ihrer Entwicklung und Umgestaltung unterliegt, bietet der Jude allein derselben Trotz, steht gleichsam als ein versteinert lebendes Bild einer vergangenen Zeit unveränderlich unter uns und wird hierdurch, wie alles, was der Zeit entgegen ist, widerlich."[18] Außerdem verlangten die Liberalen, wenn es schon zu einer Emanzipation der Juden kommen sollte – und das war bereits in der französischen Nationalversammlung unmissverständlich gesagt worden –, dass zwar der Jude als Individuum emanzipiert werden könnte, nicht aber das Judentum. Zwar forderte man nicht, dass die Juden Christen würden, sie sollten aber dennoch aufhören, Juden zu sein. Die erhoffte Verschmelzung von Juden und Christen bedeutete also faktisch eine Lösung der Judenfrage durch die Auflösung des Judentums.[19] Diese Auseinandersetzungen um die Judenfrage bewegten besonders die 1820er Jahre und waren auch, als die Cholera Deutschland erreichte noch aktuell.[20]

Als die Seuche 1831 in Deutschland ankam, fanden mittelalterliche Legenden von jüdischen Brunnenvergiftern wieder Anklang und führten beispielsweise in der niederbayerischen Stadt Straßkirchen zu antijüdischen Erhebungen. Ein Webersohn aus Straubing hatte am 29. Oktober 1831 dem Landrichter in Ebersberg gemeldet, er habe gehört, ein Metzgerknecht habe einen Juden ermordet, um dessen goldene Uhr zu stehlen. Bei der Untersuchung des Toten soll man in dessen Gürtel beinahe vier Pfund Mercurium-Gift gefunden haben. Darüber hinaus habe man den Brief eines polnischen Juden bei ihm gefunden, in welchem er aufgefordert wurde, in Reichenhall die dortigen Salzquellen zu vergiften. Außer-

17 Vgl. weiterführend: Rainer Erb/ Werner Bergmann: Die Nachtseite der Judenemanzipation. Der Widerstand gegen die Integration der Juden in Deutschland 1780-1860. Berlin 1989, S. 218-242.

18 Hofacker: Über die Juden, 19. März 1828. In: Die Freie Presse 23 (1828), S. 92. Zit. auch bei: Christoph Jahr/ Uwe Mai u. a.: Feindbilder in der deutschen Geschichte. Studien zur Vorurteilsgeschichte im 19. und 20. Jahrhundert. Berlin 1994, S. 48.

19 Vgl. Rürup: Emanzipation und Antisemitismus, S. 30.

20 Vgl. ebd.

dem berichtete der Webersohn, er habe die Festnahme zweier Juden beobachtet, welche in Straßkirchen die Brunnen des Schullehrers vergiftet haben sollten. Der Lehrer selbst habe dies gesehen und die Polizei informiert, welche die Täter sogleich inhaftiert habe. Auch diese Juden sollten der Untersuchung nach drei Pfund Gift mit sich geführt haben. Nach einigen Untersuchungen und Rücksprache mit dem Gericht der Regierung wurden die Juden am 25. Oktober aus dem Arrest entlassen und sowohl das Gerücht der Vergiftung als auch das Gerücht über die Ermordung des Juden wurden als Erdichtung qualifiziert.[21] Sowohl in der Bevölkerung als auch unter Behörden fanden entsprechende Gerüchte schnell Anklang und riefen eine aggressive Stimmung den jüdischen Mitbürgern gegenüber hervor. Allerdings hat es in der Cholerazeit in Deutschland keine weiteren antisemitischen Tumulte mehr gegeben, lediglich im gebildeten- und medizinischen Diskurs ist es immer wieder zu Beschuldigungen gekommen, welche sich jedoch letztendlich weniger auf die mutmaßliche Giftmischerei, als auf die vermeintliche Unreinlichkeit der Juden bezogen.[22]
Während die Theorie der Brunnenvergiftung in den Hintergrund gerückt war, hatten sich neue Vorwürfe herausgebildet. Nun hieß es, es seien die polnischen Handelsjuden, welche die Seuche bei Gelegenheit der Frankfurter Messe trotz Quarantäne und Contumazen einschleppen würden. Das *Morgenblatt für gebildete Stände* schreibt dazu in der Ausgabe vom 6. August 1831:

> „Man fürchtet seit vielen Wochen, daß die Cholera von polnischen Juden bei Gelegenheit der Frankfurter Messe eingeschwärzt werden möchte; man tadelt, daß diese überhaupt in diesem kritischen Zeitpunkt abgehalten werde, man läßt, seitdem sie angefangen, allwochentlich ein paar Christen und Hebräer daselbst erkranken, sie aber immer wieder nächsten Tages kuriert werden.“[23]

21 Vgl. Erb/ Bergmann: Die Nachtseite der Judenemanzipation, S. 242f.

22 Vgl. Briese: Seuchen-Cordon I, S. 168; 209-211.

23 [Anonym]: Korrespondenz-Nachrichten. Cholera ad Portas, 6. August 1831. In: Morgenblatt für gebildete Stände 187 (1831), S. 747. Zit. auch bei: Briese: Seuchen-Cordon I, S. 211.

Weiter heißt es, fast alle polnischen Städte seien infiziert und der materielle Verkehr zwischen den oberschlesischen Wasserpolacken mit ihren rechtpolnischen Vettern im Königreich sei ebenso eng, wie ihre Verwandtschaft es hinsichtlich der schmutzigen Lebensweise sei.[24] Auch in Leipzig fürchtete man sich im Vorfeld der Leipziger Jubilate-Messe vor einer Einschleppung der Cholera durch die Juden und so wurde bekannt gegeben,

> dass „außländische, israelitische Kauf- und Handelsleute, wenn sie nicht ein bares Vermögen von wenigstens 100 Rthlrn. oder Werth vorweisen, oder schon in Leipzig als wohlhabend bekannt und accredirt sind, ferner Pack-, Bündel- und sogenannte Trödeljuden, Marionettenspieler und dergleichen, auch ausländische Musikanten von hiesiger Stadt zurückgewiesen werden."[25]

Ebenfalls beschuldigte man die Juden, sie würden über Schleichwege die Cordons umgehen und so die Cholera mit sich bringen. Diese Anklagen wurden sowohl von Zeitungen, wie beispielsweise der *Augsburger Allgemeinen Zeitung* propagiert, indem hier dazu geraten wurde, bei der Bekämpfung der Cholera „auf die Juden ein wachsames Auge zu haben"[26], als auch von Medizinern, welche den polnischen Juden Unsauberkeit vorwarfen und diese sogar als „wanderndes Miasma"[27] betitelten.

Über das Diktum der Sauberkeit, welches in der Aufklärung zum Grundbestand einer jeden Kultur geworden war, konnte nun durch den Ausschluss der Juden aus diesem Gedankenkonstrukt eine Gemeinschaft konstruiert werden. Das bereits vor der Säkularisation in der Religion begründete Thema der Reinlichkeit fand in der Aufklärung eine neue Interpretation. Nun waren von den Medizinern die Juden ausgemacht worden, welche – unhygienisch und unsauber wie sie sein sollten –, unmittelbare Überträ-

24 Vgl. ebd., S. 748.

25 Vgl. Gabriel Riesser: Der Jude. Periodische Blätter für Religion und Gewissensfreiheit. Bd. 1. Altona 1831, S. 26.

26 Zais: Aufruf zur gegenseitigen Hülfeleistung beim Ausbruche der Cholera. In: Außerordentliche Beilage zur [Augsburger] Allgemeinen Zeitung, Nr. 426, 2. November 1831, S. 1697. Zit. nach: Briese: Seuchen-Cordon I, S. 211.

27 Karl Friedrich Burdach: Historisch-statistische Studien über die Cholera-Epidemie vom Jahre 1831 in der Provinz Preußen, insbesondere Ostpreußen. Königsberg 1832, S. 102.

ger der Cholera wären. Mit dieser Herangehensweise war Raum für diffamierende Antisemiten geschaffen.[28]

3.1.2 Vorwürfe gegenüber Ausländern

Obwohl die Cholera das sächsische Gebiet weitgehend verschonte, wurden hier bezüglich der Beschuldigung von Slaven die ersten Rufe laut. In einem sächsischen Edikt vom 24. Juli 1832 heißt es diesbezüglich. „Den slavonischen Topfstrickern und böhmischen Wetzsteinhändlern, sowie allen ausländischen Pack-, Bündel- und Trödeljuden bleibt der Eintritt in hiesige Lande fernerhin gänzlich verboten."[29] Mit diesem Hinweis auf die Slaven war eine weitere Gruppe namhaft gemacht worden, welche man als unmittelbare Choleraüberträger identifiziert zu haben glaubte. In diesem Fall war eine eindeutige Bedrohung außerhalb der deutschen Grenzen verortet, welche man mit allen Mitteln von einem Eindringen abhalten musste. Diese Position wurde von einer medizinischen Choleraabhandlung gestützt, in welcher den Slaven sowie den Franzosen sowohl ein Hang zur Unreinlichkeit, eine Liebe zum Brandwein, als auch der Genuss von fettigen Speisen, welche größtenteils schwer verdaulich seien, vorgeworfen wurde.[30] Diese Vergehen sollten die Slaven und Franzosen zu potenziellen Überträgern der Seuche machen. Zusätzlich wurde die These auf geopolitischem Wege gestützt. Sowohl die Liberalen als auch die Konservativen waren nämlich davon überzeugt, dass Deutschland eine Art Mittelmacht darstelle, welche jenseits der Extreme zügelloser Bürgerfreiheit und politischem Despotismus, einen idealen Mittelweg beschreiten solle. Somit waren Slaven und Franzosen geografisch wie politisch Antipoden Deutschlands, welche demzufolge nur Gefährliches mit sich bringen konnten.[31]

---

28 Vgl. ebd., S. 212.

29 Vgl. Verordnung der Königl. Sächs. Commission zur Abhaltung der Cholera, 24. Juli 1832. In: Allgemeine Cholera-Zeitung. Mittheilungen des Neuesten und Wissenswürdigsten über die asiatische Cholera 98 (1832), Sp. 30. Zit. nach: Briese: Seuchen-Cordon III, S. 212.

30 Vgl. August Krauß: Die Cholera-Epidemie nach eigenen in Wien und Mähren auf Antrag der Königl. Württembergischen Regierung angestellten Beobachtungen. Stuttgart 1832, S. 178.

31 Vgl. Briese: Seuchen-Cordon I, S. 212.

Auf der Suche nach ausländischen Schuldigen kamen selbstverständlich auch die vermeintlichen Ursprungsregionen der Cholera, also der Orient, Asien und Indien, in den Blick. Dazu hielt im Jahr 1832 der preußische Mediziner Christoph Wilhelm Hufeland fest,

> die Cholera sei „eine ausländische Krankheit, und die nämliche Cholera, die in Ostindien beobachtet wurde und daselbst entstand. Ihre ganze Erscheinung trägt einen exotischen Charakter und nach den Äußerungen aller Beobachter hat sie genau die nämlichen wesentlichen Symptome, die nämliche Tödlichkeit, die nämlichen Folgen, wie in Ostindien."[32]

Die Herkunft der Seuche war folglich endgültig außerhalb der eigenen Zivilisation festgemacht. Angesichts der geopolitischen und kulturellen Divergenzen konnte der Einfall der Cholera in zweierlei Perspektivierungen interpretiert werden. Auf der einen Seite wurde der kapitalistische Modernisierungstrend für die Cholera verantwortlich gemacht, was bedeutete, dass die Seuche in konservativem Sinn als legitimer russisch-orthodoxer Feldzug gegen die revolutionären Verfehlungen der Zeit gedeutet wurde.[33] Andererseits konnte sie als östliche Gefahr und Drohung des Unzivilisierten ausgelegt werden und sich damit gegen Asiaten und Slaven, zu welchen der östliche Teil Russlands je nach Präferenz gehörte, richten.

Bei der Forschung nach der Ursache für die Entstehung einer Seuche hat man sich lange Zeit auf phänomenale Beschreibungen gestützt und die Verschleppung von Seuchen über Export und Import erklärt. Dies jedoch erfasst das Problem nur an der Oberfläche, denn der wirkliche Entstehungszusammenhang wird hier nicht geklärt. Weitere medizinische Debatten bezogen klimatische Vektoren, wie das feuchtwarme Klima und eine

---

32 Christoph Wilhelm Hufeland: Endurteil über die Cholera, 21. April 1832. In: Bayerischer National-Korrespondent zur Besprechung des Gemeinwohls und zur Unterhaltung der Bewohner Bayerns und angränzender Länder; und allgemeiner Anzeiger für Bayern 32 (1832), Sp. 149.

33 Vgl. Renate Moering: Joseph Görres' Anzeige von Clemens Bretanos Buch „Die Barmherzigen Schwestern" und Bretanos Anteil daran. In: Jahrbuch des freien Deutschen Hochstifts. Hg. v. Christoph Perels. Tübingen 1988, S. 158-160.

hohe Bodenfeuchtigkeit gepaart mit extremen hygienischen Missständen mit ein.[34] Und auch hier flossen wieder National- und Rassendiskurse ein, welche, wie schon erwähnt[35] bereits in der Aufklärung entstanden waren und denen zufolge Körper- und Geistesschwäche sowie Unreinlichkeit der Grund für den Ausbruch der Seuche waren. Ein Beispiel für eine derartige Überzeugung gibt der Mediziner Ferdinand Robert, wenn er schreibt:

> „Die trägen schwachen Hindu's unterlagen gleich Anfangs der Seuche (…). Orientalen und Chinesen schwächen und erschlaffen sich und ihre Verdauungsorgane durch das übermäßige Kaffee- und Theetrinken und durch Trägheit (…). Die nomadischen Völkerschaften Russlands sind träge, lieben den Handel und den Coitus ungemein, halten sich unrein, sind deswegen von schlaffer Constitution und schwach."[36]

3.1.3 Seuchenverbreitung durch die Unterschicht

Schließlich verbreitete sich auch die These, dass die Unterschicht der Verbreitungsherd der Seuche sei und so sollte die Mehrheit der Erkrankten unter den Armen zu finden sein.[37] Zwar können diese Anschuldigungen heute nicht zweifelsfrei hingenommen werden, denn nicht selten kam es vor, dass unter den wohlhabenden Menschen Cholerafälle verheimlicht wurden, dennoch ist aber für Frankreich und England eine derartige Verteilung – zumindest was die ersten Krankheitsfälle betraf – nachgewiesen. Auf Paris bezogen hatten hier die Armenbezirke eine höhere Anzahl an Choleratoten zu verbuchen, was mit langen Arbeitszeiten, verbunden mit schlechten hygienischen Bedingungen und mangelhafter Ernährung zu einer erhöhten Morbidität geführt hatte. In England ergab sich in etwa das gleiche Bild. Hier wurde 1832 festgestellt, dass die Lohnarbeiter und die Armen die Hauptlast an Opferzahlen trugen. Zudem wurden diejenigen,

34 Vgl. Briese: Seuchen-Cordon I, S. 213f.

35 Siehe Kapitel 3.1.1, S. 25.

36 Ferdinand Robert: Cholerabuch oder das Buch über die ursprüngliche und fernere Entstehung, die Beschaffenheit, Heilung und Abwehrung der bengalischen Brechruhrpest oder Hindupest. Bd. 1. Giessen 1832, S. 148.

37 Vgl. Asa Briggs: Cholera and Society in the Nineteenth Century. In: Past and Present 19 (1961), S. 78.

welche mit der Unterschicht in engem Kontakt standen, wie Vermieter, Kleinladenbesitzer oder Lehrer von der Krankheit verstärkt heimgesucht.[38]

Auch für Deutschland können derartige Verhältnisse festgehalten werden und gerade für Hamburg wurde ein solcher Unterschied der Sterblichkeit bezogen auf die Einkommensklassen nachgewiesen.[39] Sobald die Cholera jedoch ausgebrochen war, breitete sie sich unabhängig von der Schichtzugehörigkeit gleichmäßig aus. Dass sowohl das Großbürgertum und die Mittelschicht anfangs weniger von der Seuche betroffen waren, ist vermutlich damit zu begründen, dass sie den Anweisungen der Ärzte eher Folge leisteten und sich deren Sauberkeits- und Hygieneanforderungen unterwarfen. Dagegen standen die Armen den ärztlichen Behandlungen äußerst skeptisch gegenüber, was im folgenden Kapitel näher erläutert wird und verfügten zumeist nicht einmal über die einfachsten Vorrichtungen, um Wasser abkochen zu können, oder sie konnten die schriftlichen Anordnungen bezüglich der Verhaltensvorschriften gar nicht erst lesen. Auch die körperliche Verfassung der Armen stand hinter der der Wohlhabenden weit zurück, denn durch eine abwechslungsreiche und gesunde Ernährung war die körperliche Widerstandskraft Letzterer weit ausgeprägter.[40] An dieser Stelle sei auf Max von Pettenkofer hingewiesen, der gegen Ende der zweiten Choleraepidemie in den Jahren 1836/37 in München seine sogenannte Bodentheorie entwickelte. Hierbei postulierte er, dass örtliche Faktoren, also die Eigenschaften des Bodens und zeitliche, wie das Klima oder die menschliche Konstitution für Darmerkrankungen verantwortlich seien.[41]

Ein weiterer Punkt, welcher im Kapitel 4.2[42] näher ausgeführt wird und hier sicherlich nicht wenig ausschlaggebend sein dürfte, ist die Wohngegend und die dortigen Lebensbedingungen der Armen, welche das Risiko der Choleraverbreitung zusätzlich beförderten.

38 Vgl. Hilger: Seuchen verändern die Stadt, S. 163.

39 Vgl. Evans: Tod in Hamburg, S. 510.

40 Vgl. Hilger: Die alte Stadt, S. 165f.

41 Vgl. Gregor Raschke: Die Choleratheorie Max von Pettenkofers im Kreuzfeuer der Kritik – Die Choleradiskussion und ihre Teilnehmer. Saarbrücken 2008 (zugl. med. Diss., München 2007), S. 20.

42 Siehe: Kapitel 4.2, S. 55-61.

3.1.4 Ärzte als Sündenböcke

Während die bisher genannten Schuldzuweisungen wohl meist aus der Oberschicht stammten, vertrat man in der Unterschicht eine ganz eigene Theorie. Der Berufsstand der Mediziner stellte die neue Plattform für Gerüchte dar, denn nun hieß es, sie würden gezielt und auf staatliche Anweisung hin die Armen vergiften, um die Unterschicht zu dezimieren und besser kontrollierbar zu machen. Diese Anschuldigungen waren Resultat der Bedrängung und Einengung der Lebenswelt der Bürger durch die Seuchenvorschriften. Und so richteten sich die Unruhen in Königsberg in erster Linie gegen die Ärzte und erst danach gegen die Polizei. Auslöser für die Exzesse waren zwei voneinander unabhängige Ereignisse, die letzten Endes ineinanderwirkten und die Situation zum Eskalieren brachten.[43] Zunächst hatte eine Frau ein ihrem Mann verordnetes Medikament, versehentlich vertauscht, was zur Folge hatte, dass dieser an der Einnahme von Spiritus starb. Als die Witwe daraufhin das Gerücht verbreitete, der Arzt habe ihren Mann vergiftet, versuchte eine Reihe von Zimmergesellen dessen Bestattung auf dem Cholerafriedhof zu verhindern, was ihren letzten Endes um weitere Konflikte zu umgehen, gestattet wurde. Außerdem hatte sich zeitgleich ein Zug aus Brauhelfern und Hunderten von Sympathisanten gebildet, welcher zwei Arbeiter zum Verhör begleitete, die den Transport einer Cholerakranken ins Hospital hatten verhindern wollen. Als nun die beiden Züge aufeinandertrafen, wurde die angestaute Rebellionsenergie, welche sich auf der einen Seite durch die Cholerabedrohung selbst, auf der anderen Seite durch die staatlichen Restriktionsmaßnahmen angestaut hatte, am 28. Juli 1831 freigesetzt.[44] Einem zeitgenössischen Bericht zufolge verlief der Aufstand in etwa folgendermaßen: Nachdem die Menge vor dem Schloss zusammengetroffen war, zog sie zum Polizeigefängnis, um dort Gefangene zu befreien, und weiter in die Wohnung eines Doktor Voigts, welche verwüstet wurde. Daraufhin zog man zum Polizeigebäude am Altstädtischen Markt, wo der Polizeirat Schumann, der Polizeipräsident Schmidt sowie ein weiterer Arzt schwer verletzt wurden. Alle Fensterscheiben des Polizeigebäudes wurden eingeworfen und weitere Gegenstände geplündert. Da sich das Militär nicht durchsetzten konnte, zog

43 Vgl. Briese: Seuchen-Cordon I, S. 167.
44 Vgl. ebd., S. 173.

es sich vorerst zurück. Außerdem wurden in der Stadt Geschäfte geplündert und einige Häuser von der Quarantäne befreit. Erst gegen Abend konnte durch den Einsatz der Kavallerie die Ruhe wieder hergestellt werden.[45]

Dieser Hass auf die Ärzte folgte einer schlüssigen Logik. Indem das Seuchengeschehen den Medizinern in die Schuhe geschoben wurde, erschien die unfassbare Krankheit als Menschenwerk. Dies ließ die Schlussfolgerung zu, dass sie vermieden werden konnte. Mit den Ärzten war zudem ein sichtbarer Gegner gefunden. Die ergriffenen Maßnahmen gepaart mit der Tatsache, dass tatsächlich Patienten nach ärztlicher Behandlung starben, führten dazu, dass sich die Gerüchte zu handfesten Verschwörungstheorien ausweiteten.[46] So wurde zum Beispiel dem preußischen König unterstellt, er würde den Ärzten für jeden Choleratoten zwei bis drei Taler zahlen.[47] Diese Art der Kompensation kann überwiegend als ein Kulturprodukt der Moderne angesehen werden, denn erst mit schwindenden religiös-christlichen Horizonten, kann das sonst als Schicksal gedachte zum „Machsal"[48] werden.[49]

Mit den Anfängen des modernen Medikamenteneinsatzes kam den Ärzten eine neue Funktion zu. Nun wurden sie als direkte Bevollmächtigte des Körpers, als Sachverwalter über Leben und Tod gesehen. Während bisher die medizinische Behandlung ein Privileg der Bemittelten gewesen war, wurde nun die Unterschicht infolge des aufklärerisch-absolutistischen Projekts der Volksgesundheit in diese Betreuung einbezogen. Dass die Befürchtung der Menschen, zu Experimentalzwecken vergiftet zu werden, nicht gänzlich unbegründet war, erklärt sich durch die Erfahrungen der Barock- und Aufklärungszeit. Hier nämlich war die Sektion von Selbstmördern, Hingerichteten oder anderen Randständigen zu einer gefürchteten neuzeitlichen Praktik geworden und der diesbezügliche Eifer der Ärzte wurde von der Bevölkerung gefürchtet und abgelehnt.[50] Bezüglich der Choleraforschung entwickelte sich das Verhältnis von Ärzten und Patien-

45 Vgl. Herloßsohn: Bericht über die Unruhen in Königsberg, Sp. 1021-1024.

46 Vgl. Briese: Seuchen-Cordon I, S. 171.

47 Vgl. Micheal Durey: The Return of the Plague. British Society and the Cholera 1831-32. Dublin 1979, S. 18.

48 Briese: Seuchen-Cordon I, S. 172.

49 Vgl. ebd.

ten tatsächlich dahingehend, dass die Patienten lediglich als Träger von Krankheiten wahrgenommen wurden und demnach als passives Medium der medizinischen Arbeit galten. Dies ging soweit, dass etwa in Preußen die zwangsweise Sektion von verstorbenen Mittellosen eingebürgert wurde und die Medizin sozusagen in den Rang einer Verwertungsinstitution gerückt wurde.[51] Ein Beispiel für diese Gier nach Verstorbenen gibt die Berliner Charité, wo bereits zwei Jahre vor Ankunft der Cholera in der preußischen Hauptstadt eine neue Personalstelle eingerichtet worden war, welche für die effiziente Sektion der noch zu erwartenden Seuchenopfer zuständig sein sollte.[52] Die Tatsache, dass nun der Staat und die Medizin in das Leben bzw. Überleben der Menschen in einem so hohen Grad eingriffen, beschreibt Olaf Briese mit einem Wort: „Körperpolitik".[53] Nun wurden nicht nur der Komplex von wissenschaftlichen, ökonomischen, politischen und kulturellen Faktoren, sondern sogar die Ressourcen Leib und Leben von ihnen regiert.[54]

3.2 Politisierung der Choleraerfahrung

Resultat all dieser Veränderungen war, dass die kirchliche Oberhoheit über den Tod hinter der Medizin zurücktrat und nun der Staat die Aspekte des Überlebens regelte.[55] Die christliche Religion verschwand also mehr und mehr aus dem Zentrum kultureller Prozesse und die Politik erwies sich als neuer Dreh- und Angelpunkt der sozialen Entwicklung. Die Cholera wurde zu einer politischen Cholera, durch welche es galt, die noch nicht festgelegten politischen Machtverhältnisse auszubauen, eventuelle Widersacher auszuschalten oder auch durch Schuldzuweisungen die eigene Position zu vertreten und ebenso eventuelle nationale Stereotype wieder aufle-

50 Vgl. Anna Bergmann: Wissenschaftliche Authentizität und das verdeckte Opfer im medizinischen Erkenntnisprozeß. In: Die Inszenierung von Authentizität. Hg. v. Erika Fischer-Lichte/ Christian Horn u. a. Tübingen 2000, S. 325-327.

51 Vgl. Briese: Seuchen-Cordon I, S. 177.

52 Vgl. Peter Krietsch/ Manfred Dietel: Pathologisch-Anatomisches Cabinet. Vom Virchow-Museum zum Berliner Medizinhistorischen Museum in der Charité. Berlin und Wien 1996, S. 18.

53 Vgl. Briese: Seuchen-Cordon I, S. 177.

54 Vgl. ebd.

55 Vgl. ebd., S. 175-177.

ben zu lassen.[56] Der Streit nach der vermeintlich richtigen Forschungstheorie wurde nun also auch auf dem Boden der Politik ausgetragen, was dazu führte, dass politische Konstellationen in die medizinische Theoriebildung eingingen.

Die politische Ausgangslage stellte sich in Deutschland in der Zeit um 1830 folgendermaßen dar: Durch das sich als neue Klasse und ökonomische Macht etablierende Bürgertum sah der Adel seine Feudalprivilegien bedroht. Auch die Zuspitzung auf dem Gebiet des Kampfes um die Vorherrschaft in politischen und wirtschaftlichen Angelegenheiten war beiden Seiten bekannt. Das Bürgertum wollte nicht hinter dem Adel zurückstehen und verteidigte seine Standesinteressen wie die Pressefreiheit, Freiheit von Handel und Verkehr oder die Beteiligung an staatlichen medizinalpolitischen Entscheidungen. Überdies bildete sich eine Bedrohung durch den zahlenmäßig ansteigenden Pöbel- und Arbeiterstand gegen beide Opponenten heraus, was schließlich in einer Art Tauziehen zwischen den oberen Schichten gipfelte. Während nämlich der Adel die vermehrten sozialen Probleme den Schrecken der freien wirtschaftlichen Konkurrenz zuschrieb, befürwortete das Bürgertum diesbezüglich sogar die Pöbelunruhen, solange sie sich nur gegen den Adel richteten.[57]

Auf dem Wege der medizinischen Wissenschaft wurde nun versucht, durch eine Politisierung der Cholera den Interessenkonflikt auszufechten und die politische Oberhand zu gewinnen. Dabei vertrat der preußische Adel die Seite der Kontagonisten, deren Forderung eine nachhaltige Reglementierung des gesellschaftlichen Lebens war. Die unkontrollierte gesellschaftliche Mobilität, der freie Verkehr und Handel sowie die Freiheit der Person selbst, galt es umgehend zu unterbinden. Demzufolge setzte diese Gruppe auf großflächig angelegte Quarantänemaßnahmen, was nicht nur der Cholera Einhalt gebieten sollte, sondern zugleich eine erhebliche Einschränkung der bürgerlichen Freiheiten mit sich brachte. Während die Senatsgremien freier Städte wie beispielsweise Hamburg oder Lübeck ihre Wahrheit im Antikontagonismus fanden,[58] stand die preußische

56 Vgl. ebd., S. 188f.

57 Vgl. Briese: Seuchen-Cordon I, S. 187-189.

58 Vgl. Evans: Tod in Hamburg, S. 330f.

Staatsbürokratie auf Seiten der Ansteckungstheoretiker und vertrat staatliche Eingriffe in kulturelle, wirtschaftliche oder private Angelegenheiten.[59]
Die Gegenposition dazu bildeten die Miasmatiker. Sie setzten sich aus Liberalen zusammen, aus Ärzten, Bürgern, Publizisten oder Politikern, welche das Ideal einer Bürgergesellschaft verfolgten. Dass sich vor allem die Miasmentheorie durchsetzte und weiterverbreitete, erklärt Erwin H. Ackerknecht in seiner Arbeit *Anticontagionism between 1821 and 1867* damit, dass sich der Siegeszug der Miasmatiker vor der Jahrhundertmitte bis zur Ära der Bakteriologie auf den Aufschwung des politischen Liberalismus gründete.[60] Als Seuchenbekämpfungsmaßnahmen wurden von Seiten der Antikontagonisten demzufolge Grenzsperren oder solche innerhalb des Landes nicht als hilfreich empfunden. Stattdessen sollte der Seuche vor allem durch soziale Fürsorge entgegengewirkt werden.
Am Beispiel von zwei in Berlin agierenden bekannten Personen können die gegensätzlichen Positionen und die aus diesen resultierenden Folgen verdeutlichet werden.
Ein Mediziner, welcher sich – wie viele andere auch, die jedoch eine öffentliche Auseinandersetzung scheuten – für das liberale Miasmenmodell engagierte, war der Berliner Arzt Albert Sachs. Seine besondere Bedeutung in diesem Zusammenhang resultierte daraus, dass er im Zentrum der preußischen Monarchie arbeitete, eine breit rezipierte Cholera-Zeitung herausgab und als Sprachrohr der Medicinisch-chirurgischen Gesellschaft zu Berlin, also auf Basis einer Gruppe agierte. In dem von dieser Gesellschaft herausgegebenen *Tagebuch über das Verhalten der bösartigen Cholera in Berlin* stellte Sachs bereits in der Einleitung die Stoßrichtung des Buches heraus.[61] Hier heißt es, es würde besonderen Wert darauf gelegt, dass die Redaktion sowohl bürgerlich als auch wissenschaftlich vollkommen frei dastehe und unabhängig und ohne Vorurteile zu Werke gehe. Es werde jede Meinung aufgenommen und diskutiert und die Ereignisse würden un-

59 Vgl. Briese: Seuchen-Cordon I, S. 193.

60 Vgl. Erwin H. Ackerknecht: Anticontagionism between 1821 and 1867. In: Bulletin of the History of Medicine. Organ of the American Association for the History of Medicine and of the Johns Hopkins Institute of the History of Medicine, 22. Baltimore 1948, S. 578f.

61 Vgl. Sachs: Tagebuch, S. 1-4.

verfälscht zu Sprache gebracht.[62] Was also hier publiziert wurde, waren Alternativen zur kontagonistischen Staatsdoktrin, was von staatlicher Seite zu verhindern versucht wurde.[63] So wurde beispielsweise ein Aufsatz über *Die Cholera und die Quarantainen*[64] vom Bataillonsarzt Koch, in welchem er das Kontagienmodell widerlegte, durch Zensuseingriff des Kultusministers von Altenstein gestoppt und konnte erst am 4. Oktober 1831 fortgesetzt werden.[65] Während Sachs sich zu Beginn der Herausgabe des Tagebuchs noch eher zurückhaltend verhielt und versuchte Nachrichten, die für das miasmatische Modell standen, zu verbreiten, begann er, durch die Erfolge über die Zensurbehörden beflügelt, schon bald das Kontagienmodell direkt infrage zu stellen. Am provokativsten ist eine Artikelfolge mit insgesamt über 80 Fragen, womit Sachs das Kontagienmodell regelrecht zerfragte.[66] Am 18. Oktober 1831 erschien schließlich das erste politische Bekenntnis. Der miasmatische Ansatz wurde zur „Oppositionsmeinung"[67] erklärt und aufgrund dessen, dass sowohl in der Staatszeitung, als auch in der Berliner Cholera-Zeitung Aufsätze zum miasmatischen Charakter der Seuche abgedruckt wurden, nahm Sachs dies zum Anlass, seine Überzeugung als die in den verschiedenen Klassen der Gesellschaft geltende Meinung auszulegen.[68] Zwar blieb Sachs' eigene Choleratheorie recht verschwommen, aber sein Hauptziel bestand eben nicht darin, eine neue Theorie zu verbreiten, sondern die staatlichen Maßnahmen als Ausdruck bürokratisch-absolutistischer Reglementierungen zurückzuweisen.[69]
Die Gegenseite zu Sachs vertrat der preußische Medizinalpolitiker Johann Nepomuk Rust. Als höchster Medizinalbeamter des Ministeriums für geistliche, Unterrichts- und Medizinal-Angelegenheiten wurde Rust vom Volk für die Sperr- und Quarantänemaßnahmen verantwortlich gemacht.[70]

62 Vgl. ebd., S. 3.
63 Vgl. Briese: Seuchen-Cordon I, S. 189.
64 Vgl. Koch: Die Cholera und die Quarantainen, 27. September 1831. In: Sachs: Tagebuch, S. 45.
65 Vgl. ebd., S. 65.
66 Vgl. Sachs: Tagebuch, S. 77f.; 81f.; 85f.; 89f.; 97f.
67 Ebd., S. 115.
68 Vgl. Sachs: Tagebuch, S. 115.
69 Vgl. Briese: Seuchen-Cordon I, S. 190.
70 Vgl. [Anonym]: Freimüthige Beleuchtung des Benehmens der Berliner verordnenden Contagonisten in Bezug auf die Cholera, vor und nach erfolgtem

Aber Rust war weder rein konservativ, noch war er ein engstirniger Anhänger der Militärpartei, er vertrat lediglich den staatlichen common sense und sah sich selbst als Protagonist einer bürokratischen Verwaltungselite,[71] wobei ihm seiner Meinung nach bezüglich der Seuchenproblematik der Aufgabenbereich eines technischen Beraters der Administration zufiel.[72] Während Sachs sich den Zensusbehörden gegenüber behaupten musste, wurden die Vertreter des kontagonistischen Modells vom Staat gezielt propagiert. So trug Rusts Engagement ihm nach dem Ende der Epidemie in Berlin eine königliche Auszeichnung ein.[73] Außerdem wurde er zum Leibarzt des Kronprinzen befördert[74] und das preußische *Regulativ über das Verhalten bei ansteckenden Krankheiten*, welches seine Handschrift trug, wurde durch ein königliches Geschenk gewürdigt.[75]

Dennoch muss die hier beschriebene scharfe Trennung zwischen Miasmatikern und Kontagonisten etwas zurückgenommen werden. Selbstverständlich kann nicht die Rede davon sein, dass die miasmatische Überzeugung einem politischen Liberalismus geschuldet war, sondern mehr einem Modernitätsbewusstsein, mit welchem bisher klare Verhältnisse hinfällig wurden.[76] Die Einwände der Liberalen gegen die Grenzsperren und Quarantänemaßnahmen resultierten nicht aus ihrer antikontagiösen Einstel-

---

Ausbruch der Epidemie in Preußen. Von einem reisenden Cholera-Arzte. Altenburg 1832, S. 6. Zit. nach: Briese: Seuchen-Cordon I, S. 196.

71 Vgl. Briese: Seuchen-Cordon I, S. 197.

72 Vgl. Johann Nepomuk Rust: Einiges über die Cholera. Ein Sendschreiben des Präsidenten Rust an Se. Excellenz den Königl. Preuß. Wirklich Geheimen Rath und Kammerherrn, Freyherrn Alex. v. Humboldt in Paris. Berlin 1832, S. 8.

73 Vgl. Briese: Seuchen-Cordon I, S. 194.

74 Vgl. Thomas Stamm-Kuhlmann: Die Cholera von 1831. Herausforderungen an Wissenschaft und staatliche Verwaltung. In: Sudhoffs Archiv. Zeitschrift für Wissenschaftsgeschichte 73 (1989), S. 187.

75 Vgl. Friedrich Bock/ Ludwig Kimmle u. a.: Die Kriegschirurgen und Feldärzte Preussens und anderer deutscher Staaten in Zeit- und Lebensbildern. Bd. 2. Berlin 1901, S. 306.

76 Vgl. weiterführend: Roger Cooter: Anticontagionism and the History's Record. In: The problem of medical knowledge. Examining the social construction of medicine. Hg. v. Peter Wright/ Andrew Treacher, Edinburgh 1982, S. 87-108.

lung, sondern daraus, dass sie wirtschaftliche und politische Reformen befürworteten.[77]

So gegensätzlich die Überzeugungen und Maßnahmen auch gewesen waren, derartige Konflikte, wie sie in Frankreich im Juli zur Eskalation führten, standen im wirtschaftlich und politisch gering entwickelten Deutschland noch nicht an und die aufgekommenen Unruhen waren hier noch recht glimpflich verlaufen. In der Cholerazeit 1831/32 kam es sogar zu einem Schulterschluss zwischen Adel und Bürgertum. Durch die Ausdehnung der unteren Volksklassen sah der Adel eine Störung der Ruhe und Ordnung unmittelbar bevorstehen.[78] So vermutete beispielsweise Elise von Bernstorff, die Gattin des damaligen preußischen Außenministers: „Wir mussten erwarten, daß der Berliner Pöbel sich ebenso wie der aller anderen Städte, welche die Seuche berührte, gegen den Zwang der Gesundheitspolizei auflehnen werde, noch ehe er sich ihm unterwerfen mußte."[79] Was das Bürgertum betrifft, bereitete vor allem die Sicherung von Reichtum und Eigentum Sorge. Befürchtungen dieser Art wurden durch das von Liberalen herausgegeben Staats-Lexikon bekräftigt: „Der theils unwissende, theils zur Verzweiflung gebrachte, theils in seinen schlechtesten Leidenschaften aufgeregte Pöbel ist zu sinnlosen Gewaltthaten aufgelegt; die Sicherheit des Eigenthums ist bedroht."[80] Zum entscheidenden Punkt für eine gemeinsame Strategie wurde schließlich die Verbreitung einer in den oberen Schichten entstandenen Überzeugung, die Cholera sei eine Seuche der Armen, welche die Krankheit durch Unwissenheit, Schmutz und Unmoral weiterverbreiten würden. Auf der Basis eines strengen Disziplinierungs- und Kontrollanspruchs leiteten Adel und Bürgertum Maßnahmen zur Verbesserung der Lebensbedingungen der Armen ein.[81]

Von Seiten der preußischen Krone sollte zunächst die größte Not – welche mehr oder weniger als selbst verursacht anzusehen war, denn erst

77 Vgl. Briese: Seuchen-Cordon I, S. 192f.

78 Vgl. ebd., S. 199f.

79 Gräfin Elise von Bernstorff: Ein Bild aus der Zeit von 1789 bis 1835. Aus ihren Aufzeichnungen. Bd. 2. Berlin 1896, S. 219. Zit. auch bei: Briese: Seuchen-Cordon I, S. 200.

80 Robert von Mohl: Ansteckende Krankheiten. In: Staats-Lexikon oder Enzyklopädie der Staatswissenschaft. Hg. v. Carl von Rotteck/ Carl Welcher. Bd. 1. Altona 1831, S. 610.

81 Vgl. Briese: Seuchen-Cordon I, S. 201.

durch die so rigoros durchgeführten Sperren kam es zu dem Anstieg der Preise für Lebensmittel und Brennstoffe – mit Hilfe von Arbeitsbeschaffungsmaßnahmen beseitigt werden.[82] Auch gab es unter anderem für die Städte Danzig, Posen und Breslau Zuschüsse von staatlicher Seite und auch nach Berlin flossen Gelder, weil hier die Cholera eine besondere Verschärfung der sozialen Lage mit sich gebracht hatte.[83]

Das Bürgertum brachte sich durch die Errichtung von Sozialfürsorgestellen ein und richtete beispielsweise in Berlin 61 Choleracommissionen ein. Hier engagierten sich die Bürger selbst freiwillig für die Armenfürsorge. Das Bürgertum stellte sich der Herausforderung, welche sich in den Städten durch Bevölkerungswachstum und Einwohnerzustrom infolge steigender landwirtschaftlicher Produktivität ergeben hatte und die gepaart mit dem Aufkommen der Cholera, den Sozialdruck noch zusätzlich verschärft hatte. Auch hier war in die Fürsorge die Kontrolle mit einbezogen. Ob es sich um Lebensmittel-, Kleidungs-, oder Brennholzzuteilungen, die Untersuchung von Häusern sowie deren Säuberung oder das Ausfindigmachen von eventuell verheimlichten Cholerakranken handelte, ergriff die Sozialfürsorge die Initiative. Selbstverständlich kann auch hier nicht von einem gänzlich uneigennützigen Eingreifen ausgegangen werden, sondern es galt, eventuelle Spannungen zu vermeiden und eine Ausbreitung der Seuche zu verhindern.

Sowohl von Seiten des Adels als auch von Seiten des Bürgertums dienten die eingeleiteten Maßnahmen also größtenteils verschiedenen Selbstzwecken die sich im gemeinsamen Ziel, die Unterschicht im Griff zu halten, verbanden. Weitere Motivation für die Förderung der Gesundheit der Armen war es, Infektionen auf der eigenen Seite zu verhindern und der Unterschicht die soziale Hierarchie durch die Einseitigkeit des Gebens klar vor Augen zu führen.[84]

---

82 Vgl. ebd., S. 201.

83 Vgl. Dettke: Die asiatische Hydra, S. 259.

84 Vgl. Casper: Die Cholera in Berlin nach Alter, Geschlecht und Stand der Erkrankten. In: Berliner Cholera-Zeitung. Materialien zur Geschichte u. Behandlung d. asiat. Cholera mit Benutzung amtlicher Quellen. Nr. 19, 15. Oktober 1831, S. 84. Zit. nach: Briese: Seuchen-Cordon I, S. 203. Zit. auch bei: Allgemeine Cholera-Zeitung 37, 24. Dezember 1831, Sp. 200-206.

3.3 Choleraforschung

Dem heutigen Forschungsstand nach ist die cholera asiatica eine Infektionskrankheit, hervorgerufen durch das Bakterium vibrio cholerae, welches den Dünndarm befällt und sich in wässriger Diarrhö, Erbrechen und Krämpfen zeigt. Die Aufnahme des Krankheitserregers in den menschlichen Körper erfolgt durch kontaminiertes Wasser oder über verunreinigte Lebensmittel. Der starke Flüssigkeits- und Elektrolytverlust führt bei falscher Behandlung zu einer inneren Austrocknung des Körpers. Behandelt wird die Krankheit mit einer Infusionstherapie, bei der dem Patienten pro Kilogramm Körpergewicht circa 80 Milliliter Flüssigkeit zugeführt werden.[85] Eine Behandlung mit Antibiotika verkürzt weder die Dauer noch die Intensität der Erkrankung, wird aber dennoch angewandt, um einer weiteren Ansteckung vorzubeugen.[86]

Diese Erkenntnisse lagen allerdings, als sich die Cholera im Jahre 1830 erstmals Europa näherte und sich schließlich ab 1831 in Deutschland verbreitete, noch in weiter Ferne. Zunächst stand man vor einem Rätsel und sowohl die Mediziner, die Wissenschaft als auch der Staat waren auf das, was man bereits durch andere Krankheiten erfahren hatte, vielmehr jedoch aufs Probieren angewiesen. Zusätzlich erschwerend kam hinzu, dass sich die Mediziner in der Beurteilung der Krankheit nicht einig werden konnten. Hier standen sich zwei Hauptforschungsrichtungen – Miasmatiker und Kontagonisten – gegenüber, was dazu führte, dass viele teils nutzlose und sehr kostspielige Anordnungen getroffen wurden, welche man zum Teil nach kurzer Zeit widerrief.[87] Selbst mit der Entdeckung des Choleraerregers durch Robert Koch im Jahre 1883 war noch keine geeignete Therapie gefunden, sondern lediglich die Ursache der Seuche ausfindig gemacht. Somit stellte die Cholera, da sie weder therapierbar war, noch ihre Verbreitungsweise erklärt werden konnte, eine medizinische Katastrophe dar. Durch das Auftreten von sogenannten Cholerinen, also leichteren

85 Vgl. Ellen Jahn: Die Cholera in Medizin und Pharmazie. Im Zeitalter des Hygienikers Max von Pettenkofer. München 1994 (zugl. math. Diss., München 1993), S. 104f.

86 Vgl. http://www.med.de/krankheiten/tropenkrankheiten-parasiten/cholera/behandlung.html (vom 16. Juli 2012)

87 Vgl. Werner Axhausen: Das Auftreten der Cholera in Europa um das Jahr 1830. Würzburg 1930 (zugl. med. Diss., Würzburg 1931), S. 34f.

Formen der Cholera, welche mit den damaligen diagnostischen Mitteln nicht von einer normalen Diarrhö unterscheidbar waren, wurde eine Eingrenzung der Krankheit zusätzlich erschwert.[88] Alles in allem tappte die Wissenschaft um 1830, was die Verbreitung und Ursache der Seuche betraf, noch völlig im Dunklen.

Die Cholera hatte Angst und Schrecken verbreitet und einen Ruf als fürchterlichste aller bisher dagewesenen Krankheiten erworben. Nachdem nun sogar gemutmaßt wurde, dass die Seuche die Menschheit gar ganz von der Erde vertilgen würde[89], regierte Hysterie unter den Bürgern. Von Panik ergriffen wurde zu den abstrusesten Erklärungs- und Therapieversuchen gegriffen.[90]

3.3.1 Miasmentheorie

Aufgrund der Neuheit der Krankheit und der fehlenden positiven Erfahrung bezüglich ihrer Behandlung ist es nicht verwunderlich, dass die Mediziner in den ersten Jahren des epidemischen Herrschens der Seuche die Ursache der Krankheit vom Menschen gänzlich unabhängig machten. Durch die Beobachtung, dass die Cholera bei ihrer Verbreitung in den jeweiligen Ländern einzelne Gegenden oder Städte unberührt ließ, wurde die Vermutung nahegelegt, dass das vermeintliche Miasma terrestrischen Ursprungs sei und demnach nur bei geeignetem Boden gepaart mit entsprechender Temperatur zu keimen beginne. Dazu kam, dass die eingeleiteten Sperrmaßnahmen den Lauf der Seuche nicht im geringsten einzuschränken schienen.[91] Folglich mussten es – so die Vermutung – die schlechten Ausdünstungen des Bodens, des Wassers oder auch sich bereits in der Luft befindliche krankmachende Stoffe sein, welche die Auslöser der Seuche waren.[92] Unterstützt wurde die Miasmentheorie zusätzlich durch Forschungen im Bereich des pflanzlichen Parasitismus. Eine Analo-

88 Vgl. Fritz Kayser: Medizinische Mikrobiologie. Stuttgart 2001, S. 308-310.

89 Jeremias Rudolf Lichtenstädt: Die asiatische Cholera in Russland in den Jahren 1830 und 1831: Nach russischen Aktenstücken und Berichten. Berlin 1832, S. 236f.

90 Vgl. Briese: Seuchen-Cordon I, S. 13f.

91 Vgl. Drasche: Die epidemische Cholera, S. 185f.

92 Klaus D. Oberdieck: „Was man gegen die Cholera thun kann...“. Seuchen in der Geschichte. Osnabrück 1996, S. 23.

gie zwischen den Cholera- und Pflanzen-Epidemien wurde beschrieben, was dazu führte, dass dem Cholera-Miasma ein vegetabilisches Leben zugeschrieben wurde. In diesem Fall sollte der krankmachende Stoff ein mikroskopischer Pilz mit Pilzsporen sein.[93]

Ausführliche Zusammenfassungen der bis 1831/32 bekannten Behandlungsmethoden und Vorsichtsmaßnahmen, welche auch Forscherperspektiven anderer Städte mit einschließen, sind aus Berichterstattungen der Stadt Magdeburg zu entnehmen. Zu Beginn der Epidemie trat man der Seuche besonders mit wiederholten Aderlässen und äußeren Erwärmungen entgegen.[94] Eine sehr verbreitete Anwendung fand die auf James Boyle zurückgehende sogenannte englische Methode. Hierbei wurde der Kranke mit Aderlass, Opium oder dem Abführmittel Calomel behandelt. Allerdings verschlechterten diese Behandlungsmethoden den Zustand der Erkrankten eher, als ihn zu verbessern. So konnte ein zu großer Blutverlust beim Aderlass den Tod des Patienten beschleunigen und die Abführmittel, die zur inneren Reinigung eingesetzt wurden, verstärkten den Flüssigkeitsverlust zusätzlich, was das frühzeitige Ableben herausforderte. Zudem ergab sich durch die mit den Abführmitteln herbeigeführten Darmentleerungen eine zusätzliche Infektionsgefahr für die behandelnden Ärzte und die den Kranken umgebenden Menschen.[95] Was die äußeren Erwärmungen betrifft, wurde eine Vielzahl von Methoden vorgeschlagen. So sollte die Oberfläche des Körpers eines Patienten, noch bevor anderweitige Maßnahmen ergriffen wurden, im Bett mit Decken, Wärmflaschen oder warmen Tüchern erwärmt werden. Außerdem sollten warme Bäder von mindestens 30 °C 15 bis 20 Minuten lang genommen werden. Die Einnahme von Dampfbädern wurde als wirksamste Methode empfunden und konnte durch das Trinken von Kamillen- oder Kräuterteemischungen unterstützt werden.[96] Auf welche Weise diese Dampfbäder durchgeführt

93 Vgl. Drasche: Die epidemische Cholera, S. 185f.

94 Vgl. E. Niemeier: Geschichte der Epidemie der asiatischen Cholera im Magdeburger Kreise vom Anfang October 1831 bis Ende Januar 1832. In: Die asiatische Cholera in der Stadt Magdeburg 1831-1832. Geschichtlich und ärztlich dargestellt nach amtlichen Nachrichten auf höhere Veranlassung. Hg. v. Creutz'sche Buchhandlung. Magdeburg 1832, S. 66.

95 Vgl. Dorrmann: „Das asiatische Ungeheuer", S. 227-230.

96 Vgl. August Andreae: Die Erkenntniß und Behandlung der asiatischen Cholera zum Gebrauch für Wundärzte auf höhere Anordnung verfasst. Magdeburg

werden konnten, beschreibt die *Gebrauchs-Anweisung zu dem von Gebrüder Aston in Magdeburg erfundenen Cholera-Schwitzbad*. Hierin wird beschrieben, wie ein Badegestell, in welches sich der Patient legen sollte, auf Stühlen zu befestigen ist. Diese Vorrichtung sollte mit einer bis zum Boden reichenden Decke abgedeckt werden und schließlich Dampf in einer Pfanne mit Essig, Wasser und Kräutern erzeugt werden, welche unter diesen Aufbau geschoben werden sollte.[97] Auch mit kalten Sturzbädern bei heißen Unterbädern oder in der trockenen Wanne versuchte man die Symptome zu lindern und kalte Umwicklungen des Kopfes schienen vielversprechend, da sie den Kranken angenehm waren und den nahenden Gehirnaffektionen vorbeugen sollten.[98] Weitere Vorschläge zur Seuchenabwehr waren, ein Feuer in den Wohnungen zu unterhalten, um darin Knoblauch zu verbrennen[99], oder der Versuch, das Einströmen des Miasmas durch die Haare zu umgehen. Es wurde dazu geraten, die Haare so oft wie möglich zu waschen, einzusalben und zu kämmen, um die Miasmen und elektrische Funken herauszustreichen, welche ebenfalls als cholerafördernd betrachtet wurden. Außerdem wurden Glatzköpfen die besten Chancen zugestanden, sich vor einer Ansteckung zu bewahren, wohingegen dunkelhaarige besonders anfällig sein sollten.[100] Außerdem, so heißt es weiter in einer Untersuchung des Mediziners Johann Nepomuk Edler von Meyer:

> „scheint es auch erklärbar zu sein, warum Weiber und Kinder mehr von der Cholera verschont bleiben. Bei ersteren ist die Haarentwicklung bei weitem nicht so stark als bei Männern, denn die Länge darf nicht mit der Stärke verwechselt werden, und bei letzteren geschieht ja erst die vollkommene Haarentwicklung zur Zeit der Pubertät, in

---

1831, S. 71-73.

97 Vgl. Aston: Gebrauchs-Anweisung zu dem von Gebrüder Aston in Magdeburg erfundenen Cholera-Schwitzbad. Magdeburg 1831, S. 3-5.

98 Vgl. E. Niemeier: Geschichte der Epidemie der asiatischen Cholera, S. 67.

99 Vgl. Korrespondenz aus Berlin, 20. September 1831. In: Der Volksfreund in den Sudeten, vereinigt mit dem Schlesischen Beobachter. Eine Wochenschrift zum Nutzen, zur Belehrung und zur Unterhaltung aller Städte, Nr. 41, 12. Oktober 1831, S. 422. Zit. nach: Briese: Seuchen-Cordon I, S. 14.

100 Johann Nepomuk Edler von Meyer: Einige neue Beobachtungen über das Wesen der Cholera Morbus aus der Erfahrung geschöpft in besonderer Beziehung auf die Haare als Leiter des Contagiums. Wien 1831, S. 11-14.

> welcher sie erst ihre gehörige Stärke und elektrische Spannung erhalten.".[101]

Während man anfänglich der Meinung war, dass sich die Cholera ausschließlich durch Miasmen fortpflanze, wurden mit der Zeit auch Stimmen laut, die die Ansteckungstheorie mit einbezogen. Ein Beispiel hierfür bietet Christoph Wilhelm Hufeland. Er beschreibt die Entstehung der Seuche als ursprüngliches Produkt der atmosphärisch tellurischen Wechselwirkung, welches allerdings in seinem höchsten Stadium ein Kontagium bilde, das sich dann wiederum von Individuum zu Individuum fortpflanzen könne. Somit sei die Cholera eine Seuche, welche Miasma und Kontagion, Luft und Menschenansteckung in sich vereine. Damit ergaben sich für Hufeland zwei Wege, auf denen sich die Seuche fortbewegte. Zum einen durch die progressive Luftansteckung, welche besonders dem Laufe der Ströme folge, zum anderen durch Ansteckung, wobei diese Art der Verbreitung höchst bedingt und deshalb selten sei, da die meisten Menschen die Höhe der ansteckenden Kraft der Krankheit nicht erreichten. Überdies schlägt Hufeland einen Bogen zu denen, welche den Ausbruch der Cholera auf moralische oder psychische Gründe zurückführen. Demnach sei die Empfänglichkeit der Cholera durch gewisse Einwirkungen begünstigt, welche zu verhindern seien. Beispielsweise solle man den Magen nicht überladen, nichts Blähendes, Saures oder Unverdauliches essen, übermäßigen Alkoholkonsum vermeiden und niederschlagende Gemütsaffekte vermeiden.[102]

3.3.2 Kontagienmodell

Während also die Miasmatiker die Natur als feindliche Dominante ansahen, die durch Vulkanausbrüche, Sturmfluten oder pflanzlichen Vegetationen und die dabei entstehenden Gase den Tod bringen sollte, vertrat eine zweite Gruppe, die Kontagonisten, die Ansicht, die Seuche sei ansteckend und würde durch kleine lebende Erreger infolge des Berührens von Ge-

101 Meyer: Einige neue Beobachtungen über das Wesen der Cholera Morbus, S. 31.

102 Vgl. Christoph Wilhelm Hufeland: Über die Kontagiosität der Cholera. In: Außerordentliche Beilage zur [Augsburger] Allgemeinen Zeitung 388 u. 389, 7. Oktober 1831, S. 1549. Zit. nach: Briese: Seuchen-Cordon I, S. 135.

genständen oder des Kontaktes mit anderen Personen übertragen werden. Dazu heißt es in August Andreaes medizinischer Abhandlung: „Der Ansteckungsstoff, dessen Natur man übrigens noch nicht hinlänglich erkannt hat, gehört zu den flüchtigen. Er theilt sich der nächsten Atmosphäre des Kranken mit, und hängt sich außerdem an manche Dinge, mit denen der Kranke in Berührung kommt.“[103] Am ansteckendsten seien der Hauch, die Ausdünstungen und der Schweiß eines Kranken. Darüber hinaus sei es sehr wahrscheinlich, dass die Ausdünstungen der Exkremente in hohem Grade ansteckend seien. Zu den leblosen Dingen, welche dem Ansteckungsstoff als Träger dienen sollten, müsse man Dinge mit rauer und lockerer Oberfläche, wie Wäsche, Betten oder Kleidungsstücke rechnen. Auch Gegenstände des Handels, wie Wolle, Pelzwerk, Leder, Flachs oder Hanf seien mit Vorsicht zu genießen.[104] Ansteckung und Krankheit wurden nun also nicht mehr natürliches Werk angesehen, sondern als durch den Menschen selbst begünstigt. Durch Kriege, Handel und Verkehr sei der Krankheitserreger aus dem außereuropäischen Raum eingeschleppt worden. Auf diese Weise wurden Epidemien seit Aufklärungszeiten mit steigender Intensität als Koordinaten sozialer Verursachung und Verhütung gedeutet.[105]

Der einzige Weg zur Seuchenabwehr schien die völlige Isolation mit allen dazugehörigen Konsequenzen zu sein. Die Instrumentarien waren beispielsweise Militärcordons um infizierte Gebiete, Verhängungen von Quarantänen und Häusersperrungen sowie die Reinigung und Räucherung verdächtiger Stoffe. Personen, welche die Cordons überqueren wollten, mussten entweder über ein Gesundheitsattest verfügen, in welchem bescheinigt wurde, dass man aus einer gänzlich cholerafreien Region gekommen ist. In dem Falle, dass man aus einer verdächtigen Gegend kam, wurde eine Contumazzeit von zehn bis zwanzig Tagen für angebracht gehalten.[106] Die Contumazanstalten wurden jeweils von einem Offizier, einem Arzt und einem Zollbeamten geleitet. Aufgeteilt waren sie in möglichst abgeschottete Gebäude, in welchen Vorkehrungen zum Baden, Räucherkam-

103 Vgl. Andreae: Die Erkenntniß und Behandlung der asiatischen Cholera, S. 37.

104 Vgl. ebd., S. 37f.

105 Vgl. Briese: Seuchen-Cordon I, S. 14-19.

106 Vgl. Andreae: Die Erkenntniß und Behandlung der asiatischen Cholera, S. 41f.

mern, Lazarette für in der Contumaz erkrankte Personen und Wohnzimmer für die Gesunden eingerichtet waren.[107]
Auch das Gepäck der Reisenden, ihre Kleidung und Tiere wurden gewaschen oder mit Chlordämpfen geräuchert in der Hoffnung, so den Krankheitserreger abzutöten. Für diesen Zweck besonders geeignet sollten salpetersaure Räucherungen oder Chlorräucherungen sein.[108] Selbst vor Versuchen an Menschen schreckten die Contumazanstalten nicht zurück. So wurden Reinigungsknechte dazu gezwungen, ihre nackten Arme so tief wie möglich in die Waren zu stecken, um zu überprüfen, ob diese wirklich nicht mehr ansteckend seien.[109]
Alle diese und darüber hinausgehende Maßnahmen waren Teil der bereits erwähnten, am 1. Juni 1831 erlassenen, *Instruktion über das bei der Annäherung der Cholera, so wie über das bei dem Ausbruche derselben in den Königlich Preußischen Staaten zu beobachtende Verfahren*[110]. Gleichzeitig setzte man in Berlin die Immediat-Commission zur Abwehr der Cholera ein, die mit der Aufgabe betraut wurde, die Vorschriften zu koordinieren und zu überwachen.[111]
Auch in Hamburg wurden zahlreiche Maßnahmen ergriffen. So beschloss der Stadtstaat im Sommer 1831, dem freien Verkehr von Menschen und Waren Beschränkungen aufzuerlegen, infolge derer einlaufende Schiffe und Lastkähne vom Sommer 1831 bis Anfang 1832 unter Quarantäne gestellt wurden. Außerdem wurde über Hamburg eine medizinische Sperrzeit verhängt, welche Einschränkungen für den Handel mit sich brachte. Darüber hinaus erließ der Senat im Juli 1831 einige Verfügungen, die in

107 Vgl. ebd., S. 43.
108 Vgl. Andreae: Die Erkenntniß und Behandlung der asiatischen Cholera, S. 44f.
109 Vgl. Dorrmann: „Das asiatische Ungeheuer", S, 210f.
110 Vgl. Instruction über das bei der Annäherung der Cholera, so wie über das bei dem Ausbruche derselben in den Königlich Preußischen Staaten zu beobachtende Verfahren. Berlin, 5. April 1831. In: Archiv für medizinische Erfahrung der praktischen Medizin, Chirurgie, Geburtshülfe und Staatsarzneikunde, 15 (1831), H. 2, S. 312-332. Zit. nach: Dorrmann: „Das asiatische Ungeheuer", S. 211. 2. Ausgabe vom 1. Juni 1831 In: Sammlung der von den Regierungen der Deutschen Bundesstaaten ergangenen Verordnungen und Instruktionen wegen Verhütung und Behandlung der asiatischen Brechruhr. H. 1. Frankfurt am Main 1831, S. 41-55.
111 Vgl. Dorrmann: „Das asiatische Ungeheuer", S. 210f.

Kraft treten sollten, falls die Krankheit ausbrechen würde, was schließlich im Oktober geschah. So wurde eine Allgemeine Gesundheits-Commission eingerichtet, deren Unterabteilungen in den einzelnen Stadtteilen die Krankheitsfälle gemeldet werden mussten. Häuser, in denen Kranke liegen sollten, wurden desinfiziert, isoliert und zudem mit einer Tafel gekennzeichnet. Ferner wurde eine besondere Reinigungscommission eingesetzt, welche die Desinfektionsmaßnahmen zu überwachen hatte. Um die Bevölkerung über die Epidemie zu informieren, erschien auf Anordnung von Bürgermeister Bartel eine Cholerazeitung, die statistische und medizinische Informationen über die Seuche lieferte. Spezielle Cholerakrankenhäuser wurden zur Isolation und Behandlung der Kranken eingerichtet.[112]
Wie drastisch und nicht nachvollziehbar diese Maßnahmen gewirkt haben mussten, lässt ein Sendschreiben des Johann Nepomuk Rust an Freyherrn Alexander von Humboldt vermuten, in welchem er ausführt:

> „Ein halbes Jahrhundert lang hat man sich Mühe gegeben, den Handelsverkehr zwischen cultivierten Völkern nach Möglichkeit zu erleichtern; Kunststraßen führen aus einem Lande ins andere; mit Dampfschiffen und Schnellposten durchfliegt man gleichsam ganze Länder; Zoll und Handelssysteme sind miteinander verschmolzen; dem geistigen und materiellen Verkehr ist jeder mögliche Vorschub geleistet worden, und Alles soll auf einmal abgeschnitten, jedes Land, jede Provinz für sich isoliert werden?“[113]

Die eingeleiteten Maßnahmen mögen in Rusts Augen und sicherlich in denen vieler Zeitgenossen also beinahe wie ein Rückschritt in vergangene Zeiten gewirkt haben. Der Fortschritt, nach dem man von staatlicher Seite jahrelang gestrebt hatte, wurde nun durch eine Krankheit gehemmt, von deren Typ man meinte, schon viele hinter sich gelassen zu haben, und von welcher man, aufgeklärt, wie man zu sein glaubte dachte, sie bekämpfen zu können. Zwar war das Verhalten der kontagiös eingestellten Städte, mit Militär gegen die Cholera vorzugehen, wie in Punkt 2.2 beschrieben wur-

---

112 Vgl. Evans: Tod in Hamburg, S. 316f.

113 Rust: Sendschreiben, S. 65f.

de,[114] ein Schritt in Richtung Moderne, gleichzeitig isolierte man sich jedoch von der Außenwelt und deren weltweiter Vernetzung. Und auch die Tatsache, dass man von Seiten des Staates versuchte, der Cholera, wie ebenfalls vor Aufklärungszeiten, mit dem Glauben an Gott Einhalt zu gebieten, mag den Zeitgenossen rückschrittlich erschienen sein. Wo die modernen Methoden nicht mehr ausreichten, wurde nun also verbindlich – über Einschaltungen ins allgemeine Gebet – geregelt, wie die Menschen zu Gott sprechen sollten.[115] So wurden in der Cholera-Zeit 1831/32 vom Königlichen Consistorium zu Berlin verschiedene Circular-Verfügungen herausgegeben, die Formeln vorschrieben, welche die Menschen in ihr Gebet einbauen sollten. Beispielsweise hatte es König Friedrich Wilhelm III. am 2. Juli 1831 für nötig erachtet, den Text „Bewahre uns vor Seuchen und ansteckenden Krankheiten“[116] in den Gebetstext einfügen zu lassen. In einer weiteren Verordnung vom 7. September wurde die offizielle Gebetsformel erweitert und sah nun vor „Trockne die Thränen der Trauernden, lindere die Schmerzen der Kranken, und mache den Sterbenden die letzte Stunde leicht“ [117] zu sprechen.

3.3.3 Moral und Psyche

Zu diesen beiden Hauptforschungsrichtungen kam eine dritte Gruppe hinzu, welche meinte, die Ursache für eine Infektion mit der Seuche gehe auf moralische oder psychische Gründe zurück. Beschwerden über Magendrücken, die Neigung zum Erbrechen oder zu Verstopfung, Mattigkeit, Wadenkrämpfe, profuse Schweiße oder Kälte der Extremitäten wurden als Vorboten der Seuche aufgefasst und für eine Folgeerscheinung von Furcht gehalten. Dass die Menschen Furcht als Auslöser der Krankheit ausmachten, ist nur verständlich, denn bereits Monate bevor die Cholera ein Gebiet erreicht hatte, setzten schon diverse Vorkehrungen die Gemüter in Bewegung. Und auch die kursierenden Schilderungen der Krankheit erschreckten die Bevölkerung. Zu dieser Todesfurcht, der Besorgnis um Familie und Freunde kamen sehr schnelle Veränderungen in der Lebenswei-

---

114 Siehe Kapitel 2.2, S. 12-18.

115 Vgl. Olaf Briese: Angst in den Zeiten der Cholera. Panik-Kurve. Berlins Cholerajahr 1831/32. Seuchen-Cordon II. Berlin 2003, S. 7.

116 Zit. nach: Briese: Seuchen-Cordon II, S. 7.

117 Zit. nach: Briese: Seuchen-Cordon II, S. 7.

se hinzu: striktes Diäthalten, Isolationen oder Begegnungen mit Leichenwägen brachten Auswirkungen auf die Psyche mit sich.[118] In einem zeitgenössischen Bericht heißt es dazu: „Schwächliche Menschen, besonders Unterleibskranke, Säufer, überhaupt alle diejenigen, welche eine hervorstechende Anlage für das Übel haben, unterliegen derselben eher."[119] Weiter heißt es, es gebe kein besseres Schutzmittel gegen die Cholera, als eine regelmäßige Lebensweise in jeder Beziehung.[120] Hier wurde zu einer individuellen Disposition und einer gesunden Lebensführung vor allem durch die Einhaltung strenger Diätvorschriften sowie andauernde Selbstüberwachung geraten.[121] Zu Vermeiden seien verdorbene Lebensmittel, ein übermäßiger Genuss und Völlerei sowie säurehaltige Nahrungsmittel. Auch sei ein Übermaß an geistigen Getränken, besonders von Branntwein zu vermeiden, da Säufer überall zuerst von der Seuche ergriffen wurden.[122] In einem Sendschreiben Justinus Kerners an die Bürger des Oberamts Weinsberg heißt es:

> „Wen [die Cholera] am leichtesten trifft, will ich euch sagen: … den Völler, den Säufer, den Fresser trifft sie leicht, darum machet nicht den Bauch zu eurem Gotte 'überfülle dich nicht mit allerlei Speisen und friß nicht zu gierig: denn viel Fressen macht krank und ein unsättiger Fraß kriegt das Grimmen. Viele haben sich zu todt gefressen, wer aber mäßig isset und trinket, der lebtet desto länger."[123]

Besonders aber sollte es vor allem die Furcht vor der Cholera selbst sein, welche ihren Ausbruch begünstige. Um in diesem Fall das Auftreten der Seuche zu vermeiden, wurden Ratschläge erteilt, wie Vertrauen auf Gott

118 Vgl. Niemeier: Geschichte der Epidemie der asiatischen Cholera, S. 48.

119 Vgl. Andreae: Die Erkenntniß und Behandlung der asiatischen Cholera, S. 35.

120 Vgl. ebd., S. 58.

121 Vgl. Briese: Seuchen-Cordon I, S. 15.

122 Vgl. Andreae: Die Erkenntniß und Behandlung der asiatischen Cholera, S. 58-63.

123 Justinus Kerner: Sendschreiben an die Bürger des Oberamts Weinsberg in Betreff der uns drohenden Cholera. Auf Verlangen der Amtsversammlung verfaßt, von dieser in Druck gegeben und in den Ortschaften des Oberamts verteilt. Heilbronn 1831, S. 8-10. Zit. nach: Brigitta Schader: Die Cholera in der deutschen Literatur. München 1985, S. 37.

zu haben oder Leidenschaften zu vermeiden.[124] Das Argument, dass es vor allem die Furchtlosigkeit sei, welche eine Erkrankung an der Cholera verhindern könne, wurde mit dem Verweis auf Ärzte, Seelsorger und Krankenwärter gestützt. Diese müssten sich aufgrund ihres Berufes der Seuche aussetzten, würden jedoch durch ihre Erfahrung im Umgang mit Kranken diesen ohne Rücksicht auf die eigene Person gegenübertreten und obwohl hier die Gefahr einer Erkrankung sehr hoch erscheine, würden von diesen nur sehr wenige tatsächlich angesteckt werden.[125] Außerdem wurde dazu aufgefordert die persönliche Reinlichkeit bestmöglich zu gewähren und auf moralischer Ebene darauf gesetzt, Exzesse zu vermeiden.[126] So sei es zu vermeiden, die Nächte zu durchschwärmen oder mit aufregenden Leidenschaften oder gar Ausschweifungen jeglicher Art zu verbringen.[127]
Zu diesen individuellen Schutzmaßnahmen bezog man nun auch allerlei Kulturpraktiken aus den Bereichen Militär, Politik, Alltagskultur oder Religion und Magie in die Seuchenbekämpfung ein, was natürlich ebenfalls nicht zu einer Erklärung oder gar Lösung der Seuchenproblematik führte. Vielmehr geht aus der Vielzahl der Choleraliteratur hervor, dass letztendlich ein jeder selbst darum bemüht war, seine eigene Theorie aufzustellen.[128] Durch die hieraus entstehenden vielgestaltigen Theorieentwürfe wurden die abstrusesten Abwehrmaßnahmen gestützt und gingen sogar in staatliche Anordnungen ein. Beispielsweise hieß es in einer Verordnung des berliner Gesundheits-Komitees: „Ohne die zur Erhaltung der Gesundheit nöthige Bewegung in freier Luft (…) aufzugeben, suche man doch sich und die seinigen möglichst zu isolieren."[129] Ein weiterer Rat-

124 Vgl. Evans: Tod in Hamburg, S. 320.

125 Vgl. Andreae: Die Erkenntniß und Behandlung der asiatischen Cholera, S. 65f.

126 Vgl. Evans: Tod in Hamburg. S. 320.

127 Vgl. Andreae: Die Erkenntniß und Behandlung der asiatischen Cholera, S. 59f.

128 Vgl. Briese: Seuchen-Cordon I, S. 15.

129 Allerhöchstverordnetes Gesundheits-Comité für Berlin. v. Tippelskirch. v. Bassewitz: Verordnung über das Verfahren bei der Annäherung und dem Ausbruche der Cholera in Berlin, 23. August 1832. Berlin 1832, S. 9. Zit. nach: Briese: Seuchen-Cordon I, S. 16.

schlag war, man müsse „so viel als möglich vermeiden, Wasser auf den Fussboden und den Estrich zu vergiessen."[130]

3.3.4 Alternative Erklärungsmodelle

Bezeichnend für das 19. Jahrhundert ist die Stagnation in der Choleraforschung, welche beinahe das gesamte Jahrhundert vorherrschte und trotz der verschiedensten Ansätze erst im Jahr 1883 durch Robert Koch ansatzweise überwunden werden konnte.[131] Dies ist nicht verwunderlich, denn zum einen wurden die angewandten Methoden sehr unkritisch oder gar nicht bewertet – selbst in dem Fall, dass ein eindeutig tödliches Mittel verabreicht worden war, wurden daraus keine Konsequenzen gezogen –, zum anderen war ein wissenschaftlicher Austausch unter Ärzten so gut wie gar nicht vorhanden, was dazu führte, dass jeder Einzelne seiner eigenen Theorie zufolge herumexperimentierte.[132]
Die bereits angesprochenen sozialen Probleme, gepaart mit denen, welche die Industrialisierung mit sich brachte, gesellten sich zur allgemeinen wissenschaftlichen Verunsicherung und machten aus der Cholera nicht nur einen Prüfstein für die Medizin, sondern für das gesamte gesellschaftliche Gefüge.[133] In dieser Zeit, in der das Vertrauen der Menschen in die Wissenschaft und Ärzte schwand, nicht zuletzt aufgrund dessen, dass Patienten zunehmend funktionalisiert und als Medium ärztlichen Handelns begriffen wurden[134], erlebten Wunderheiler, Marktschreier und Sekten Hochkonjunktur. Nachdem die Ärzte offensichtlich nicht helfen konnten, begann das Volk selbst Bekämpfungsmethoden gegen die Cholera entwickeln zu wollen, was zusätzlich den Aufschwung von Magiern, Pfarrern, Kräuterweibern oder Badern begünstigte.[135]

---

130 Bekanntmachung des Central-Gesundheits-Comités von Warschau, 23. April 1832. In: Carl Julius Wilhelm Paul Remer: Beobachtungen über die epidemische Cholera gesammelt in Folge einer in amtlichem Auftrage gemachten Reise nach Warschau. Breslau 1831, S. 122.

131 Vgl. Winkle: Geisseln der Menschheit, S. 215.

132 Vgl. Jahn: Die Cholera in Medizin und Pharmazie, S. 127f.

133 Vgl. ebd., S. 106-108.

134 Vgl. Briese: Seuchen-Cordon I, S. 48.

135 Vgl. Jahn: Die Cholera in Medizin und Pharmazie, S. 127f.

Zwar war die Interpretation der Seuche als Strafe Gottes in den Hintergrund gerückt, wurde jedoch, wo man keine andere Erklärung finden konnte, immer wieder zur Sprache gebracht. Mit zunehmender Moralisierung der Cholera, der die christliche Tradition mit ihrem Sühnegedanken Vorschub leistete, wurde die Glaubwürdigkeit dieser andersartigen Gruppe von Heilern erleichtert. Mit Räucherungen, Magie und mystischen Behandlungsritualen versuchte man die Seuche zu bekämpfen.[136]

Auch die Wahrnehmung der Seuche unterschied sich in verschiedener Hinsicht von bis dato bekannten Krankheiten. Während die vorangegangene Erfahrung mit der Pest, Lepra oder Pocken gelehrt hatte, dass man Krankheiten zurückdrängen und besiegen konnte, trat die Cholera nun als neue, viel schrecklichere Krankheit auf. Zum einen wurde ihr Auftreten als besonders dramatisch empfunden, weil die Hälfte der Erkrankten der Seuche schon binnen weniger Tage auf entsetzliche Art und Weise erlag.[137] Sie erweckte den Eindruck, als tödliche Bedrohung in der Luft zu liegen und offenbar die Elendsviertel stärker als die anderen Stadtteile zu befallen.[138] Zum anderen erschienen den Zeitgenossen auch die Unterschiede in der Art und Weise ihres (Nicht-) Ausbrechens rätselhaft, denn während die Cholera in ihrem Ursprungsland Indien schon seit Jahrhunderten endemisch auftrat, hatte sie nun ohne ersichtlichen Grund ihren Weg aus den Ganges-Ebenen in epidemischer Form in die Welt gefunden. Des Weiteren blieb es unerklärlich, dass die Seuche nicht an allen Orten gleichmäßig auftrat, auch wenn diese benachbart oder durch Flüsse, durch Handel oder menschlichen Verkehr in Verbindung standen. Somit stand viel mehr die Suche nach der Ursache der Seuche im Zentrum der ärztlichen Diskussion als deren Krankheitsbild.[139]

Nachdem man sich also weder auf dem Wege der Medizin, noch mit staatlichen Instruktionen oder individuellen Heilsversprechungen weiterhelfen konnte, kompensierten die Menschen die Choleraerfahrung auf einem anderen Weg. So wurde das vermeintliche Desaster ins Positive umgedeu-

136 Vgl. Jahn: Die Cholera in Medizin und Pharmazie, S. 106-108.

137 Vgl. Raschke: Die Choleratheorie Max von Pettenkofers, S. 16.

138 Vgl. Manfred Vasold: Pest, Not und schwere Plagen. Seuchen und Epidemien vom Mittelalter bis heute. Augsburg 1999, S. 229.

139 Vgl. Raschke: Die Choleratheorie Max von Pettenkofers, S. 16.

tet.[140] Schnell hieß es, die Seuche sei der Auslöser für umfassende sozialhygienische Maßnahmen und würde das sozialhygienische Gefüge revolutionieren. So habe sie, neben andern nützlichen Effekten, die Individual- und Sozialhygiene entscheidend vorangetrieben. Als Polizei der Natur habe sie für hygienische Reformen gesorgt.[141] Ein zeitgenössischer Arzt, Wilhelm Gottlieb Tilesius von Tilenau, berichtet:

> „Die Geschichte der Epidemien ist nicht nur für die Krankheitslehre nützlich geworden, sondern sie hat auch als Material und Grundfeste der öffentlichen Gesundheitspflege gedient, die ist nicht bloß für diese, sondern auch zur Reinigung der Wissenschaft von unnützen theoretischen Spitzfindigkeiten, einer größeren Aufmerksamkeit gewürdigt worden, und zwar besonders seit dem 16. und 17. Jahrhundert, wo ein reger Beobachtungsgeist jenes Haschen nach Spitzfindigkeit bekämpfte, und hat offenbar einen großartigen Geist in unsrer Wissenschaft erweckt.“[142]

Man war also davon überzeugt, dass die Karriere der medizinischen Wissenschaft und die neuzeitlichen Errungenschaften der Seuche zu verdanken waren. Ebenso habe sie die Organisation und Institutionalisierung des Medizinalwesens vorangetrieben, indem sie die Gelegenheit geboten habe, intensiver die Phänomene von Gesundheit und Krankheit zu studieren. Auch die fehlgeschlagenen Versuche der Ärzte, Menschenleben zu retten, wurden ins Positive umgedeutet und als sinnvolle Versuche zur Ermittlung des Krankheitsbildes dargestellt.[143] Diese Art der Positivierung, entstanden in der Aufklärung in Konkurrenz zu religiösen Weltdeutungen, war eine neue Selbstbehauptungsstrategie der modernen Medizin. Die Cholera, nun nicht mehr von Gott geschickt, musste als soziales und naturhaftes Desas-

140 Vgl. Briese: Seuchen-Cordon I, S. 159.

141 Vgl. Franz Prunder-Bey: Die Weltseuche Cholera oder die Polizei der Natur. Erlangen 1851, S. 113f.

142 Wilhelm Gottlieb Tilesius von Tilenau: Ueber die Cholera und die kräftigsten Mittel dagegen. Nebst Vorschlag eines großen Ableitungsmittels um die Krankheit in der Geburt zu ersticken. Zweite Abteilung. Nürnberg 1830, S. 185.

143 Vgl. Briese: Seuchen-Cordon I, S. 159f.

ter bewältigt werden. In einem *Wochenblatt für die Jugend* ist zu lesen, die Cholera habe Fortschritte zur Veredelung der Herzen veranlasst, moralischen Nutzen gezeigt und die Menschen versöhnlicher, geselliger und wohltätiger gemacht.[144]

Ein weiteres, geradezu sozial-perverses Deutungsmuster dieser neuzeitlichen Selbstbehauptungsstrategie, besonders der Mediziner, war die Auslegung der Cholera als „Reinigungskrankheit".[145] Es wurde behauptet, Seuchen würden als Polizei der Natur die überflüssige Bevölkerung ausrotten, um Platz zu schaffen für stärkere Menschen. Somit würde die menschliche Zivilisation im Gleichgewicht gehalten und nicht nur deren Quantität, sondern auch deren Qualität geregelt werden.[146] Der Mediziner Mauritius Kalisch schreibt dazu:

> „Der Bach kann vertrocknen oder überströmen, und dadurch sich verlieren, das Weltmeer kann stürmen und ruhen, aber nicht vergehen; jenen regulirt menschliche Kunst, dieses erhält das ewige Naturgesetz. Hierin liegt der Schlüssel sowohl zu den einzelnen Krankheiten, als zu den in der Geschichte nicht selten vorkommenden Seuchen, zu welchen die jetzt herrschende Cholera gehört, die gleichsam als Reinigungskrankheit anzusehen ist, welche in Asien das quantitative Uebermaaß der Menschen verringert, in Europa die durch naturwidrige Lebensweise geschwächte Generation heimsucht, um einer neuen gesunderen Platz zu machen."[147]

Wie groß sich die Ohnmacht anfühlte, der diese machtvolle Positivierung geschuldet war, lässt sich nur erahnen. Die von der Natur geforderten Op-

144 Vgl. Gespräch für die Jugend, 2. Oktober 1831. In: Der Jugendfreund. Ein Wochenblatt zur angenehmen Belehrung, Bildung und Erziehung der Jugend beiderlei Geschlechts 2 (1833), S. 43f.

145 Mauritius Kalisch: Zur Lösung der Ansteckungs- und Heilbarkeitsfrage der Cholera. Der Beruhigung des Publikums und dem Fond für die durch diese Seuche Verwaisten gewidmet. Berlin 1831, S. 8. Zit. nach: Briese: Seuchen-Cordon I, S. 162.

146 Vgl. Briese: Seuchen-Cordon I, S. 161f.

147 Kalisch: Zur Lösung der Ansteckungs- und Heilbarkeitsfrage der Cholera, S. 8. Zit. nach: Briese: Seuchen-Cordon I, S. 162.

fer wurden als Garantie für das Überleben der Menschheit und der folgenden Generationen interpretiert und somit versucht, die Verluste zu kompensieren.[148]

4. Endphase im Jahr 1831. Oktober bis Dezember

Auf ihrem weiteren Zug die Elbe und Saale hinauf erreichte die Cholera am 19. Dezember Halle. Von hier aus verbreitete sie sich wiederum in weitere Ortschaften wie beispielsweise nach Zöbernitz oder Giebichenstein. Von Magdeburg aus wurde die Cholera durch die Schifffahrt auf der Elbe nach Hamburg gebracht, wo sie am 6. Oktober ausbrach und bis zum 27. November 1831 über 450 Menschen das Leben kostete.

Zwar sind auch vereinzelt Krankheitsmeldungen aus dem Süden Deutschlands zu finden, im Allgemeinen aber blieb der südliche Teil im Jahr 1831 noch verschont. Wo einzelne Choleratote gemeldet wurden, wie beispielsweise in Koblenz, stellte sich heraus, dass diese einem Vorort der Stadt (in diesem Falle Neuendorf) angehörig waren. Die Stadt Koblenz selbst blieb 1831/32 seuchenfrei. Ob diese Tatsache auf die früh eingeleiteten Sicherheitsmaßnahmen zurückzuführen ist oder ob sie lediglich mit dem Glück der Stadt, von der Cholera übersprungen worden zu sein, begründet werden kann, bleibt fraglich. Was jedoch festgehalten werden kann, ist, dass der Stadt als Zentrum des Militärs und der Verwaltung die besten Voraussetzungen für einen optimalen Schutz gegeben waren und dass es hier in der Anfangszeit keinerlei Nachlässigkeit bezüglich der Seuchenabwehr gegeben hatte.[1]

Auch auf das Königreich Sachsen griff die Seuche nicht über. Eine zeitgenössische Erklärung für die Verschonung des Landes gibt Karl August Steifensand. Sachsen, obgleich es in den Jahren 1831 und 1832 von drei Seiten – von der preußischen Provinz Sachsen, von Schlesien sowie von Böhmen – wo überall die Cholera herrschte, bedroht gewesen sei, habe diese dennoch die Grenze nicht überschritten. Offenbar verdanke das Land diese Tatsache den von der Regierung mit sehr großer Sorgfalt und

148 Vgl. Briese: Seuchen-Cordon I, S. 162.

1 Vgl. Reinhard Kallenbach: Leben und Leiden in Koblenz. Ein Beitrag zur Entwicklung der kommunalen „Gesundheits-Infrastruktur" im 19. und 20. Jahrhundert. Krankenhauswesen, Trinkwasserversorgung, Abfall und Entwässerung. Koblenz 2007 (zugl. phil. Diss., Würzburg 2007), S. 46.

Konsequenz durchgeführten Sperr- und Schutzmaßnahmen. Auch zu beachten sei nach Steifensands Bericht, dass Sachsen gegen das stark infizierte Schlesien hin in der trockenen und sandigen Wasserschneide der Lausitz eine günstige Grenze habe. Außerdem sei Sachsen durch das Erzgebirge gegen Böhmen gut abgeschirmt. Ebenso, dass sich die natürliche Beschaffenheit des Landes von der nördlichen Seite her mit dem fortlaufend ansteigenden und sumpffreien Boden von dem infizierten preußischen Gebiet unterscheide, spiele hierbei eine Rolle.[2]

Auch die sächsischen Herzogtümer blieben weitgehend verschont. So herrschte im Gebiet des Großherzogtums Weimar die Seuche lediglich in Erfurt epidemisch. Die nahegelegene Stadt Weimar selbst bleib trotz des lebhaften Verkehrs von der Cholera verschont. Ebenfalls unberührt blieben Braunschweig und das Anhaltsche-Hessische Gebiet. In Mecklenburg, welches durch einen Cordon streng abgeschlossen war, traten nur einige wenige Krankheitsfälle auf.[3]

4.1 Hamburg auf dem Weg zur Moderne

Selbstverständlich war es nicht die Seuchenproblematik allein, welche die Menschen im 19. Jahrhundert bewegte. Am Beispiel der Ereignisse vor, während und nach dem Choleraeinfall in der Hansestadt Hamburg lässt sich verdeutlichen, in welche wichtige Modernisierungs- und Entwicklungsphase diese hereinbrach.

Nachdem Napoleons Armee in Waterloo geschlagen worden war, galt es nun nach beinahe achtjähriger französischer Besatzung, die wirtschaftliche und gesellschaftliche Erneuerung der Stadt in Angriff zu nehmen. Erstes sichtbares Zeichen für ein neu angebrochenes technisches Zeitalter mit neuen Verkehrswegen war die 1813 erbaute Elbbrücke, über welche die Soldaten bei ihrer Rückkehr in die Stadt kamen. Auf dem Wiener Kongress wurde unter anderem Hamburg der Status eines selbstständigen kleinen Staates, welcher sich seit 1819 Freie Stadt und Hansestadt nannte, zugesprochen.

---

2 Karl August Steifensand: Die asiatische Cholera auf der Grundlage des Malaria-Siechenthums. Crefeld 1848, S. 12.

3 Vgl. Drasche: Die epidemische Cholera, S. 27f.

Bis zur Mitte des 19. Jahrhunderts erfuhr der Hamburger Überseehandel einen enormen Aufschwung. Mit der Eröffnung der ersten Dampfschifflinie nach England 1841, und der Gründung der Schifffahrtsgesellschaft HAPAG 1847, welche einen regelmäßigen Verkehr mit Schiffen in die USA unterhielt, wurden neue Handelsverbindungen erschlossen. Auch andere Länder, wie West- und Ostafrika, China und Japan oder Australien wurden mit der Zeit in diesen Handel integriert. Neben dem Handel gewannen auch andere Gewerbezweige immer mehr an Bedeutung. So entstanden immer mehr Industriebetriebe und Hamburg entwickelte sich neben Berlin zur zweitgrößten Industriestadt Deutschlands.[4]
Dass diese Innovationen nicht problemlos verliefen und soziale Missstände mit sich brachten, zeigt sich an der steigenden Anzahl der weitgehend mittellosen Arbeiter, Dienstboten und Handwerker in der Stadt. Diese sozialen und politischen Gegensätze führten bereits in den 30er Jahren zu Tumulten. Zwar bemühte man sich bereits seit den 20er Jahren diesen Missständen mit neuen Institutionen wie Armenhäusern und -schulen, dem ersten öffentlichen Krankenhaus 1823 oder durch Gründungen von Vereinen mit kulturellen, religiösen oder sozialen Zielen entgegenzuwirken, jedoch wurde das Ausmaß der nötigen Erneuerungen nicht erfasst.[5] Erst mit dem großen Brand von 1842 wurde ein wirklicher Modernisierungsschub, was die Wasserversorgung und die Kanalisation betrifft, ausgelöst. Aber auch hier versäumte man es, die gesamte Stadt auszubauen, was dazu führte, dass in den Gängevierteln des Michaelis- und Jakobikirchspiels 1892 erneut die Cholera ausbrechen konnte und über 8.000 Tote forderte. Was hier ganz klar ersichtlich wird, ist, dass Modernisierungsmaßnahmen eine Frage von Interessen war und erst katastrophale Ereignisse eine Verbesserung der Lebensverhältnisse der Menschen bewirkten.[6]

4 Vgl. Drasche: Die epidemische Cholera, S. 22f.

5 Vgl. ebd., S. 25f.

6 Vgl. Ortwin Pelc: Auf dem Weg zur modernen Großstadt – Hamburg 1814 bis 1892. In: Konstrukteur der modernen Stadt. William Lindley in Hamburg und Europa 1808-1900. Hg. v. Ortwin Pelc/ Susanne Grötz. München 2008, S. 27.

4.2 Industrie und Cholera

Die Stadt des 19. Jahrhunderts unterschied sich in vielerlei Hinsicht grundlegend von ihren Vorgängern in früheren Zeitaltern. Schon allein die Größe einer Stadt wie Hamburg übertraf alles, was es bis dahin in der Menschheitsgeschichte gegeben hatte. Dazu kam die ungeheure Geschwindigkeit der Bevölkerungszunahme nach dem Einsetzen der Industrialisierung.[7] So stieg die Einwohnerzahl Hamburgs von 154.000 Menschen im Jahr 1821 auf 215.000 im Jahr 1850 und weiter auf 768.000 bis 1900.[8] Infolge der Technisierung und Frühindustrialisierung wurde schnell deutlich, dass das zukünftige Zusammenleben in den Großstädten von Überbevölkerung und durch diese hervorgerufene ungelöste Versorgungs- und Umweltprobleme bestimmt sein würde.[9] Trotz dieser Veränderungen ging das Leben in der Stadt weiter wie zuvor, mit dem Unterschied, dass nun Gewohnheiten bezüglich der Abwasser- oder Müllbeseitigung, welche in einer Kleinstadt kaum wahrnehmbar gewesen waren, nun vertausendfacht auftraten. Zur Verschärfung der bereits bestehenden Missstände kam es zusätzlich zu neuen Formen der Umweltverschmutzung. Diese entstanden durch die schon erwähnten Innovationen, welche der Industrialisierungsprozess mit sich brachte.[10]

Die Lebensbedingungen in Hamburg können als paradigmatisch für die Lebensbedingungen in Deutschland in allen Großstädten um 1830 angesehen werden. Die Stadt hatte damals etwa 8.500 Häuser, 11.300 Wohnungen in den obersten Stockwerken der Hintergebäude und 1.800 Wohnkeller. Auf diese knapp 22.000 Wohnmöglichkeiten verteilten sich etwa 154.000 Bewohner, welche in nassen, dunklen und modrigen Zimmern hausen mussten.[11] Diese sehr beengten Verhältnisse wurden durch ein willkürliches Gefüge von schmalen Gassen mit kleinen dreckigen Hinterhöfen, welches die gesamte Innenstadt durchzog, noch erheblich verschlechtert.[12]

---

7 Vgl. Evans: Tod in Hamburg, S. 154.

8 Vgl. Pelc: Auf dem Weg zur modernen Großstadt, S. 24.

9 Vgl. Labisch: „Hygiene ist Moral – Moral ist Hygiene", S. 268-272.

10 Siehe Kapitle 4.1, S. 54f.

11 Vgl. W. Mehlhop: Alt-Hamburgisches Dasein. Hamburg 1899, S. 36.

12 Vgl. Winkle: Geisseln der Menschheit, S. 175.

Ein erstes und für den flüchtigen Betrachter das wohl auffallendste Problem, das mit dem enormen Städtewachstum in Zusammenhang stand, war eine ungeheure Zunahme der Anzahl an Tieren, welche in der Stadt gehalten wurden. Die Bewohner lebten mit einer Vielzahl von Groß- und Kleintieren zusammen, von Pferden über Hühner, Schweine und Schafe bis hin zu Truthähnen. Zwar war das innerstädtische Halten von Schweinen bereits seit 1818 verboten, die Verlagerung der Tierhaltung in die Vorstädte brachte allerdings das nächste Problem mit sich. Abgesehen vom unerträglichen Gestank, dem die dortigen Bewohner ausgesetzt waren und ungeachtet dessen, dass sich die Menge der Schweine vor der Stadt zu einer regelrechten Plage auswuchs, war der dringlichste Einwand, der gegen diese Art der Tierhaltung erhoben wurde, dass sie Ratten anlockten und diese, wie allgemein bekannt war, Schwärme von Flöhen und Läusen mit sich brachten. Diese Umstände trugen dazu bei, dass sich Krankheiten in der Bevölkerung besonders leicht verbreiten konnten.[13]

Dass dieses Ungeziefer- und Parasitenproblem nicht so einfach zu beheben war – und damit wäre auch ein nächstes Problem angesprochen – hing unter anderem damit zusammen, dass nur ein sehr geringer Anteil der armen Bevölkerung die Gelegenheit hatte, sich mit sauberem Wasser zu waschen. So war die Mehrheit der Häuser der Unterschicht nicht mit Bädern ausgestattet und man musste das Wasser aus einem allen Bewohnern zur Verfügung stehenden Wasseranschluss im Hof holen.[14] Wenn kein Wasseranschluss zur Verfügung stand, was den größten Teil der Bevölkerung betraf, musste das Wasser aus den Fleeten geholt werden. Diese dienten nicht nur der Ableitung von Regenwasser sondern auch der oberirdischen Entsorgung von Abwasser.[15] Zudem verteilten die Menschen nicht nur ihren Unrat auf den Straßen, auch wurden Nachttöpfe in die Fleete geleert sowie Toilettenvorrichtungen an Häusern, die mit der Rückseite an einen Kanal stießen, an den Außenwänden angebracht.[16] Diese Gepflogenheiten beschrieb der Theologe Johann Jakob Rambach bereits zu beginn des 19. Jahrhunderts:

13 Vgl. Evans: Tod in Hamburg, S. 155-161.

14 Vgl. ebd., S. 162.

15 Vgl. ebd.

16 Vgl. ebd., S. 174-176.

> „Wer an einem Fleth wohnt, darf es ungescheut zum Recipienten seiner thierischen Ausleerungen machen, und das thut auch ein jeder. Außerdem werden noch von den Brücken in jeder Nacht eine Menge von Nachteimern ausgeleert, und noch dazu mit einer solchen Sorglosigkeit, daß ein großer Theil ihres ekelhaften Inhaltes auf der Brücke selbst liegen bleibt.“[17]

Da weder das Wasser aus den eben erwähnten Brunnen gefiltert, sondern direkt aus der Elbe entnommen wurde, noch die Fleete in eine Kanalisation, sondern ohne Umweg in die Elbe abgeleitet wurden, wurde die Notwendigkeit immer dringlicher, die Bevölkerung mit sauberem Wasser zu versorgen, welches sowohl zum Waschen, Kochen und Trinken wie auch für die Tiere oder die industrielle Produktion benötigt wurde.[18]
Der Ausbreitung der Cholera dienten diese Umstände insofern, als dass man noch nicht über geeignete Filtrationsanlagen verfügte, um die Choleraerreger aus dem Wasser zu entfernen,[19] noch sich der Gefahr, die von einem solchen Verhalten ausging, bewusst war. So herrschte 1831 noch die Überzeugung vor, dass sich der in den Städten angesammelte Unrat einer vermeintlich sinnvollen Verwendung zuführen ließ. Auf diese Weise wurde er als Dünger an Bauern verkauft und sogar über die dänische Grenze gebracht, was der Cholera eine weitere Möglichkeit für ihre Verbreitung bot.[20] Hinzu kommt, dass gerade Städte, wie die Hafenstadt Hamburg, zusätzlich zu den Verunreinigungen der eigenen Stadt mit solchen aus dem Meer, die über den Fluss herein transportiert wurden, belastet waren, denn auch die Seefahrer entluden ihre Exkremente ins Wasser, was dem Choleraerreger zusätzlich ein Einfallen in die Städte und eine weitere Verbreitung über die Landesgrenzen hinaus ermöglichte.[21]
Aufgrund des auf wirtschaftlichem Interesse beruhenden, neu entwickelten Verständnisses für die Gesundheit der Menschen wurde bald mit insti-

---

17 Rambach: Versuch einer physisch-medizinischen Beschreibung von Hamburg, S. 48.
18 Vgl. Evans: Tod in Hamburg, S. 175.
19 Vgl. Evans: Tod in Hamburg, S. 194.
20 Vgl. ebd., S. 178.
21 Vgl. ebd., S. 200.

tutioneller Unterstützung versucht, die Bevölkerung medizinisch zu belehren. Dazu nutzte man Schulen und Kirchen, um sicherzustellen, dass durch den verpflichtenden Besuch dieser Einrichtungen ein jeder erreicht werden konnte. Gleichzeitig änderte sich die Denkweise der Sozialreformer dahingehend, dass man nun die Verunreinigung als Ursache für die Miasmen ansah. Die sich daraus entwickelnde Gesundheitsbewegung zielte darauf ab, die Lebensbedingungen der Menschen zu verbessern sowie auch diese selbst zu einer reinlichen und moralisch sauberen Lebensführung anzuleiten. Diese Belehrung und Anleitung ging auf der öffentlichen Seite von umwelthygienisch ausgerichteten Wissenschaftlern, Architekten, Ingenieuren, Kommunalpolitikern und Ärzten, auf der personalen Seite von Städten, Priestern oder Temperenzlern aus.[22]

Exkurs: Zum Fortschritt in der Wasserversorgung

Während die vom Staat ergriffenen Maßnahmen durchaus positiv und nach Fortschritt klingen, muss dieser Anschein hier stark relativiert werden. Zum einen setzte die Wendung im Denken der Menschen sehr langsam ein und hatte mit viel Widerstand, besonders aus finanziellen Gründen, zu kämpfen, zum anderen, wurde das Seuchenproblem in den verschiedenen gesellschaftlichen Klassen auch unterschiedlich wahrgenommen. Folglich musste denjenigen, welchen die finanziellen und machtpolitischen Mittel, für eine Verbesserung der Hygiene zur Verfügung standen, sowohl die Bedrohlichkeit als auch das Ausmaß der Verschmutzung erst ersichtlich gemacht werden.[23]
Was die Möglichkeit zur körperlichen Hygiene der Unterschicht betrifft, hatte England eine Vorreiterrolle durch die Errichtung neuzeitlicher öffentlicher Badehäuser eingenommen. Während es noch in früheren Jahrhunderten in Hamburg öffentliche Bäder gegeben hatte, in welchen barbiert, manikürt und sogar kleinere chirurgische Eingriffe vorgenommen worden waren, hatte man diese im Laufe des 18. Jahrhunderts geschlossen, da man meinte, diese als Brutstätten von Krankheiten identifiziert zu haben. Zwar wurde mit der Verbreitung der Cholera 1831 in Hamburg ein erster Anstoß gegeben, die Hygienediskussion mehr in den Fokus zu neh-

22 Vgl. Labisch: „Hygiene ist Moral – Moral ist Hygiene“, S. 272.
23 Vgl. Evans: Tod in Hamburg, S. 155.

men, wirkliche praktische Maßnahmen erfolgten diesbezüglich allerdings erst später. Mit William Lindley, einem Engländer, wurden die Diskurse über Bade- und Waschhäuser schließlich real.[24] Nach den Unruhen der Revolution von 1848 fand Lindleys Überzeugung, dass Fortschritte bei der Reinlichkeit der Bevölkerung tiefgreifende Auswirkungen auf die öffentliche Ordnung und den sozialen Frieden hätten, vermehrt Anklang. In seiner Argumentation führt Lindley an, dass eine unreine Bevölkerung verhältnismäßig oft von Krankheiten heimgesucht werde und deren Behandlung der Staatskasse zur Last falle. Demzufolge sei es in Zukunft günstiger, im Voraus in die öffentliche Gesundheit zu investieren, da man so langfristig Geld sparen könne.[25] Die Bade- und Waschhäuser sollten geschlechtlich getrennt und zudem nach Klassen gestuft eingerichtet werden.[26] Zu einer ersten Umsetzung dieser Vorschläge kam es im Jahr 1855. Ein zweites Badehaus wurde 1880 und ein drittes 1881 erbaut. Doch auch drei dieser Einrichtungen genügten bei Weitem nicht für eine Bevölkerung von mittlerweile über einer halben Million und so war bis in die 1890er Jahre hinein nur ein sehr kleiner Schritt unternommen, die Hygiene der Bevölkerung zu verbessern.[27]

Auch was die Wasserversorgung in den einzelnen Wohngebäuden betraf, war bis in die achtziger Jahre kaum etwas geschehen. So dauerte es in Hamburg noch bis zum Jahr 1844, bis die Unabdingbarkeit einer unter staatlicher Leitung stehenden Wasserversorgung mit Filteranlagen – ebenfalls durch William Lindley – überhaupt erst bekannt wurde. Gerechtfertigt wurde diese Maßnahme mit dem Hinweis auf den Großen Brand Hamburgs im Jahre 1842. Lindleys Meinung zufolge sei es in Zukunft nur möglich, einer eventuellen Wiederholung dieses Ereignisses vorzubeugen, wenn in allen Stadtteilen genügend Wasser zur Verfügung stünde, um eventuell auftretende kleinere Brände direkt löschen zu können. Diesem Plan, dessen Verwirklichung 1,2 Millionen Mark kosten sollte, stimmte die Bürgerschaft im Jahr 1844 zu.[28]

---

24 Vgl. ebd., S. 163f.

25 Vgl. Lindley: Öffentliche Wasch- und Bade-Häuser, S. 16f.

26 Vgl. ebd., S. 9.

27 Vgl. Evans: Tod in Hamburg, S. 165f.

28 Vgl. Gustav H. Leo: William Lindley. Ein Pionier der technischen Hygiene. Hamburg 1963, S. 53.

Indes in England bereits 1831 knapp 180.000 Häuser an solche Wasserversorgungssysteme angeschlossen waren, musste in Deutschland die Einsicht der Nützlichkeit eines solchen Systems erst noch erkämpft werden. Es sollte noch bis ins Jahr 1850 dauern, bis knapp 4.000 von 11.500 Häusern Hamburgs an die Wasserversorgung angeschlossen waren. Dass dies bereits ein beträchtlicher Schritt gewesen war, zeigt der Umstand, dass es noch 1895 erst in 42 Prozent der Stadtgemeinden Preußens Leitungswasser gab, wohingegen die übrigen 58 Prozent immer noch auf die Brunnen, Flüsse oder Regenwasser angewiesen waren. Einschränkend darf allerdings nicht der Eindruck gewonnen werden, dass es sich bei dem Leitungswasser um sauberes Wasser handelte. Während das Wasser in Berlin seit 1856 mit Hilfe einer effektiven Sandfiltration gereinigt wurde, bedienten sich die Hamburger Bassins, in welchen das Wasser lediglich gespeichert wurde und setzten darauf, dass sich Verunreinigungen von allein am Grund absetzten, was dazu führte, dass auch im Jahr 1880 noch Korken, Holzstücke, tote Fische oder sonstige Kadaver in die Wasserleitungen gelangten.[29] Trotz dieser offensichtlichen Missstände war man sich dennoch, zumindest in Hamburg, darüber einig, dass dieses Wasser nun sauber genug sei. So berichtete der Leiter des Neuen Allgemeinen Krankenhauses Eppendorf, Theodor Rumpf, in seinen Erinnerungen, er habe sich nach seiner Ankunft in Hamburg 1892 bei einer Abendveranstaltung im Hause Gläsers, welcher ebenfalls Oberarzt seines Krankenhauses war, darüber erkundigt, woher die Stadt ihr Trinkwasser beziehe. Nachdem er die Art und Weise der Wasserversorgung über die Bassins in Erfahrung gebracht hatte und seine Meinung, dass diese Art von Trinkwasserreinigung eine vorsinnflutartige Schweinerei sei, kundgetan hatte, seien alle Anwesenden über ihn hergefallen und hätten ihm entgegengehalten, dass das Elbwasser das gesündeste Getränk sei, dass man von Bakteriologie nichts halte, ihm aber als Nichthamburger seine Ketzerei verzeihe.[30] Diese noch in den folgenden Jahrzehnten bestehenden Fehleinschätzungen und trotz Lindleys wiederholten Hinweisen nicht oder nur halbherzig durchgeführten weiteren Ausbauten der Reinigungsanlagen führten schließlich neben einigen weiteren kleineren Epidemien auch zum zweiten großen Choleraausbruch von

29 Vgl. Evans: Tod in Hamburg, S. 195-197.

30 Vgl. Theodor Rumpf: Lebenserinnerungen. Bonn 1925, S. 42.

1892. Dass die Menschen bis dahin, trotz mehrerer Choleraepidemien in Hamburg, gar keine Fortschritte im Denken und Handeln gemacht haben, scheint beinahe unmöglich. Aber dennoch lassen sich am Ende des Jahrhunderts dieselben Reaktionsmuster feststellen wie 60 Jahre zuvor. Vom Verschweigen der Katastrophe[31] über mangelhafte Krankenbetreuung[32] oder Schuldzuweisungen und Verschwörungstheorien gegenüber Ärzten[33] hatte sich, abgesehen von der Entdeckung des Choleraerregers, so gut wie gar kein Fortschritt eingestellt. Es dauerte noch weitere drei Jahre, bis mit der Arbeit an einer Versuchsanlage zur Abwasserreinigung begonnen wurde. Eine vollständige Reinigung ließ jedoch noch viele Jahre auf sich warten.[34] Zwischen 1898 und 1914 wurden durch Versuchsanlagen umfangreiche Grundlagen für verschiedene Klärverfahren entwickelt und 1914 schließlich auch eine erste mechanische Kläranlage in Hamburg erbaut.[35]

4.3 Literarische Verarbeitung der Seuchenerfahrung

Im Zuge sozial- und mentalitätsgeschichtlicher Forschungen wurde der Einfluss von Seuchen und Epidemien auf viele Bereiche des sozialen Lebens immer wieder thematisiert. Der Cholerazug 1831/32 forderte seinerzeit neue Stellungnahmen heraus, da die vorherrschend gewordene Überzeugung, derartige Katastrophen seien in einer aufgeklärten modernen Gesellschaft problemlos zu bannen, nicht erfüllt wurde. Eine Gruppe, welche sich mit diesen neuen Problemen auseinandersetzte, waren die sogenannten Jungdeutschen, deren heute bekannteste Vertreter Heinrich Heine, Karl Ferdinand Gutzkow, Karl Rosenkranz, Gustav Georg Fechter und Heinrich Laube sind.[36] Diese lose durch ihr liberales Engagement miteinander verbundenen Autoren traten für demokratische Freiheitsrechte, soziale Gerechtigkeit sowie die Überwindung überkommener religiöser

---

31 Vgl. Evans: Tod in Hamburg, S. 371.

32 Vgl. ebd., S. 415-430.

33 Vgl. ebd., S. 476.

34 Vgl. ebd., S. 664.

35 Vgl. http://www.hamburgwasser.de/geschichte.html (vom 18. Juni 2012).

36 Vgl. Olaf Briese: „Schutzmittel für die Cholera". Geschichtsphilosophische und politische Cholera-Kompensation bei Heine und seinen Zeitgenossen. In: Heine-Jahrbuch/36 (1997), Bd. 32. Hg. v. Heinrich-Heine-Institut der Landeshauptstadt Düsseldorf. Stuttgart 1993, S. 9-11.

Vorstellungen ein, mit dem Ziel, den Feudalismus zu überwinden und die Einheit Deutschlands in Form einer Republik herzustellen. Mit der Cholera und ihrer katastrophalen Entwicklung wurden die zivilisatorischen Hoffnungen beträchtlich gedämpft und neue Bewältigungsstrategien herausgefordert.[37]

Olaf Briese hat in seinem Aufsatz Schutzmittel für die Cholera unter besonderer Berücksichtigung der Umbruchszeit ab 1830 fünf Kompensationsmuster für die Krise herausgearbeitet: die programmatische Ignoranz, die Verteidigung des geschichtsphilosophischen Fortschrittsbegriffs und Interpretation der Cholera als weiterer zivilisatorischer Fortschritt, eine humoristische, satirische Abwehr, eine apokalyptische Deutung nach dem Muster von Krise, Untergang und Neubeginn und Interpretation der Cholera im Kontext politischer Debatten und das Festhalten am Topos der Gestaltbarkeit der Geschichte.[38] Diese Interpretationstypen traten bei den unterschiedlichen sozialen und geistlichen Strömungen natürlich nicht gesondert auf, sondern überlagerten sich auf verschiedene Weise. Während die konservativen und konfessionellen Repräsentanten die Cholera als Folgeerscheinung der zivilisatorischen Emanzipation auslegten, traten die aufgeklärten bürgerlich-adeligen Vertreter der Seuche vor allem mit Ignoranz entgegen und interpretierten sie als Anstoß zur weiteren zivilisatorischen Fortentwicklung. Die Jungdeutschen begegneten der Seuchenerfahrung vor allem auf satirische Art. Außerdem kamen apokalyptische Deutungsversuche auf sowie Erörterungen im Kontext der politischen Auseinandersetzungen.[39]

4.3.1 Satirisch humoristische Verarbeitung

Ein häufig in den Cholera-Reflexionen der Jungdeutschen auftretendes Kompensationsmuster ist ein humoristisch satirischer Umgang mit der Seuchenerfahrung. Die kompensatorische Wirkung von Witz und (Galgen-)Humor war Heinrich Heine durchaus bekannt und so postulierte er bereits 1825: „Das Ungeheuerlichste, das Entsetzlichste, das Schauder-

37 Vgl. Briese: „Schutzmittel für die Cholera“, S. 12.
38 Vgl. ebd., S. 13.
39 Vgl. ebd.

vollste, wenn es nicht unpoetisch werden soll, kann man auch nur in dem buntscheckigen Gewande des Lächerlichen darstellen.“[40]
Obwohl Heine wegen seiner politischen Ansichten, vor allem in Preußen zunehmend angefeindet und der Zäsur überdrüssig, 1831 nach Paris zog, blieb er dennoch in ständigem Kontakt mit den deutschen Verhältnissen.[41] Von dort aus schrieb er für Cottas Allgemeine Cholerazeitung große essayistische Berichte über das gesellschaftliche, wirtschaftliche und politische Leben in Frankreich und vornehmlich in Paris. Mit durchaus satirischem Zugriff beschreibt er in einem dieser Artikel die französischen Zustände.[42] Dort heißt es, die Seuche würde versuchen, sich wie einst Robespierre und Napoleon durch ihr fürchterliches Auftreten Ansehen zu verschaffen,[43] oder man bediene sich alten Möbelwägen, welche nun als „Todten-Omnibusse“[44] die Verstorbenen einladen, um schließlich vor dem Friedhof im Stau stehen zu müssen.[45]
Mit dieser Art der Katastrophenbewältigung steht Heine in einer ganzen Linie humoristischer Entwürfe der Jungdeutschen. Zwar blieben diese satirischen Ausführungen überwiegend fragmentarisch, da die humoristische Aufarbeitung der Krise zumeist mit geschichtsphilosophischen und politischen Überlegungen einherging oder von diesen überlagert wurde, dennoch sollen einige Beispiele angeführt werden. So betitelt Karl Rosenkranz die Cholera als „unheimlichen asiatischen Gast“[46] und auch Karl Ferdinand Gutzkow belächelt den „asiatischen Gast“[47] in einem Lebensrückblick. Eine weitere satirische Abhandlung stammt von Gustav Theodor Fechter, welcher 1832 unter dem Pseudonym Dr. Mises Schutzmittel für die Cholera[48] empfiehlt. Hier heißt es, man hätte ja bereits genügend

---

40 Heinrich Heine: An Friederike Robert. Lüneburg, den 12. Oktober 1825. In: Ders: Briefe. Bd. 1. Hg. v. Friedrich Hirth. Mainz 1950, S. 233.

41 Vgl. Kerstin Decker: Heinrich Heine. Narr des Glücks. Biographie. Berlin 2005, S. 441.

42 Vgl. Brigitta Schader: Die Cholera in der deutschen Literatur, S. 36.

43 Vgl. Heinrich Heine: Historisch-kritische Gesamtausgabe der Werke. Hg. v. Manfred Windfuhr. Bd. 12/1. Hamburg 1980, S. 133.

44 Ebd., S. 141.

45 Vgl. Ebd.

46 Karl Rosenkranz: Von Magdeburg nach Königsberg. Leipzig 1878, S. 464.

47 Karl Ferdinand Gutzkow: Rückblicke auf mein Leben. Berlin 1875, S. 33.

48 Gustav Theodor Fechner: Schutzmittel für die Cholera. Leipzig 1832.

Schutzmittel gegen die Seuche, also solle nun das Positive, das sie bewirkt, aufgezeigt werden.[49] Darauf wird in neun Kapiteln abgehandelt, dass die Cholera beispielsweise durch den stagnierenden Handel den industriellen Aufschwung begünstige,[50] dass sie den Ärzten ermögliche, ihr Wissen zu erweitern,[51] oder, dass den Menschen durch die Cholera ein neuer Anstoß gegeben worden sei, sich literarisch zu betätigen.[52]
Dieser humoristische Umgang mit der nahenden Bedrohung dürfte auch auf eine zu allen Zeiten beobachtbare Reaktion der Menschen auf eine das Leben bedrohende Konfrontation zurückzuführen sein. Demnach sollen angesichts des nahenden Todes nochmals alle Freuden des Lebens ausgekostet werden und Fröhlichkeit an erster Stelle stehen.[53] Ein Beispiel für ein solches scheinbar unangebrachtes Verhalten gibt Heine in einer Beschreibung des lustigen Treibens auf den Pariser Boulevard nach der offiziellen Bekanntmachung der Seuchenankunft. Dort seien sogar Masken zu finden gewesen, welche in karikierter Farbigkeit und Ungestalt die Krankheit selbst und die Furcht vor derselben verspotteten. Man habe die lauteste Musik gehört und das übermütigste Lachen gelacht.[54]

4.3.2 Apokalyptische Deutungen

Wie bereits erwähnt wurde die Cholerakrise von Konfessionellen und Konservativen zumeist apokalyptisch gedeutet und als Folge von gottlosen oder zivilisatorisch verwerflichen Anmaßungen ausgelegt. Mit Bezug auf die Cholera, entstanden Schriften wie die eines anonymen Autors *Vertrauet auf Gott und unseren Kaiser Franz und fürchtet die Cholera nicht*.[55] Ganz nach dem traditionellen Muster der Apokalypse wurde in den Schriften die Abfolge von Abfall, Krise, Katastrophe und Katharsis aufgenommen, an deren Ende die Rückkehr zu den traditionellen Werten angesiedelt war. Damit war die Cholerakatastrophe als Ausgangspunkt für zukünftiges Heil

49 Vgl. Ebd., S. III.
50 Vgl. Fechner: Schutzmittel für die Cholera, S. 59.
51 Vgl. Ebd., S. 90.
52 Vgl. Ebd., S. 134.
53 Vgl. Schader: Die Cholera in der deutschen Literatur, S. 89.
54 Vgl. Heinrich Heine: Französische Zustände. Erster Teil. Das Bürgerkönigthum im Jahre 1832. Hamburg 1866, S. 170f.
55 Zit. nach: Briese: „Schutzmittel für die Cholera", S. 16.

begriffen. Im Gegensatz zu den Jungdeutschen, welche das zukünftige Heil besonders aus politischen Umbrüchen und einer Wende nach vorn hin herleiteten und bei denen die Krisenbewältigung streng innerweltlich konzipiert war, beriefen sich Konservative und Konfessionelle auf Gott. So legte der preußische König die Seuche als schwere Prüfung aus, welche von Gott bald in einen bleibenden Segen umgewandelt werde.[56]

Diese apokalyptische Auffassung wurde von den Jungdeutschen aufgegriffen und oftmals auf ironisierende Weise in ihre Ausführungen eingeflochten, was zumeist eine provokante Note mit sich brachte. Dies ist beispielsweise bei Laube zu beobachten, wenn er die politischen revolutionären Ereignisse wie folgt beschreibt:

> „Aber holla, welch ein Sturm der Elemente erhob sich jetzt, die Erdachse krachte, das Meer bäumte und schnaubte wie ein entzügeltes Streitroß, und trat herein in die blutigen Flüsse – es sahen die alten Helden in der Ebene entsetzlichen Brand, himmelhohe Gebäude, heilig gehaltene Gebäude loderten in Flammen auf, und das Volk jubelte fürchterlich."[57]

Auch bei Heinrich Heine sind apokalyptische Deutungen zu finden. So beschreibt er die Bevölkerung bei der Verfolgung vermeintlicher Brunnenvergifter als wilde Tiere, die rasend übereinander herfielen.[58] Bei dieser Beschreibung geraten Heines Ausführungen in die Nähe geläufiger apokalyptischer Darstellungen, wenn es weiter heißt:

> „Es giebt keinen gräßlichern Anblick, als solchen Volkszorn, wenn er nach Blut lechzt und seine wehrlosen Opfer hinwürgt. Dann wälzt sich durch die Straßen ein dunkles Menschenmeer, worin hie und da die Ouvriers in Hemdärmeln, wie weiße Sturzwellen, hervorschäumen, und das heult und braust, gnadenlos, heidnisch, dämonisch."[59]

---

56 Vgl. Königliche Rede vom 6. September 1831. Zit. nach: Berliner Cholerazeitung 17, I. II. (1831), S. 143.

57 Heinrich Laube: Das neue Jahrhundert. Bd. II: Politische Briefe. Leipzig 1833, S. 309f.

58 Vgl. Heine: Historisch-kritische Gesamtausgabe, S. 136.

59 Ebd., S. 136.

Allerdings sind solche apokalyptisch anmutenden Anklänge Heines und der Jungdeutschen doch eher selten und werden stets von politischen Argumentationen überlappt und mit Gegenwartsüberlegungen versehen. So schreibt Heine abschließend zu diesem Kapitel: „Was ich selbst an dem Tage, wo jene Todtschläge statt fanden, an besonderer Einsicht gewann, das war die Ueberzeugung daß die Macht der ältern Bourbone nie und nimmermehr in Frankreich gedeihen wird.“[60]

4.3.3 Politische Auseinandersetzungen

Auf eine politische Ebene transferiert versuchten die Jungdeutschen durch den Einbruch des Natürlichen – der Cholera – ihre Chance zu ergreifen und politisches Terrain zu gewinnen.[61] Ein enger Zusammenhang von Apokalypse und politischer Intention zeigt sich bei Heinrich Laube, welcher ein kommendes, erlösendes Zeitalter der Politik proklamiert.[62] Die meisten Jungdeutschen sahen sich in diesem politischen Zeitalter sogar schon angekommen und deuteten alle Lebenserscheinungen, so auch die Cholera, als Verifizierung ihrer politischen Ansprüche. Die Seuche galt also nunmehr als unwiderlegbares Argument gegen die waltenden Umstände der preußischen Restauration.[63] Weitere Beispiele für diese politische Sichtweise geben Glassbrenner oder Gutzkow. Glassbrenner beklagt in einer literarischen Haxentanzvision das Aufkommen der Cholera, der Grausamkeit und der Revolution anstelle der Freiheit.[64] Gutzkow macht für das Aufkommen der Cholera die Russen verantwortlich, die ohne Quarantäne zu halten nach Polen marschiert seinen. Außerdem sei die preußische Regierung, indem sie von diesen Maßnahmen abgesehen hatte, mitschuldig an der Verbreitung der Seuche.[65] Er stellt die Vermutung an, dass letzen Endes, wie die Pest schließlich die Reformation herbeigeführt hatte, die Cholera ein Zeitalter des Materialismus anstelle der Ideenanarchie, eine

60 Ebd., S. 137.

61 Vgl. Briese: „Schutzmittel für die Cholera“, S. 18.

62 Vgl. Laube: Das neue Jahrhundert, S. 309f.

63 Vgl. Briese: „Schutzmittel für die Cholera“, S. 19.

64 Vgl. Adolf Glassbrenner: Aus den Papieren eines Hingerichteten. Leipzig 1834, S. 45-47.

65 Vgl. Gutzkow: Rückblicke, S. 33f.

Zeit der Erleichterung der bürgerlichen Existenz sowie der Wahrheit und der Einheit der Gesellschaft mit sich bringen werde.[66]

Hier kann auch Heine wieder eingeordnet werden, der sich sehnsüchtig politische Ausbrüche herbeiwünschte um die Krisensituation, in welcher er sich befand, überwinden zu können. Für ihn war die Cholera nicht nur ein natürliches Ereignis, sondern der Indikator für die gesellschaftliche Krisensituation. Der Angst, die er selbst vor der Cholera empfand zum Trotz, verharrte Heine in Paris, da er auf wichtige Geschehnisse hoffte.[67] So heißt es in einem Brief an Johann Friedrich von Cotta: „Ich würde auch fortgehen, wenn nicht bey der, durch die Cholera eingetretenen Volksstimmung, die wichtigsten Dinge vorfallen könnten. Macht die Cholera Ravagen, so kann es hier sehr toll hergehen.“[68]

Die kompensatorische Funktion der Politisierung der Choleraereignisse bestand also auf der einen Seite darin, die Forderungen der Jungdeutschen nach politischen Reformen zu stützen, auf der anderen Seite wurde das bedrohliche Seuchengeschehen in das Weltbild der Jungdeutschen aufgenommen und damit die Bedrohung zu entschärfen versucht.[69]

Die Hoffnung, die die Jungdeutschen in die Choleraerfahrung gesteckt hatten, wurde letztendlich nicht erfüllt. So schreibt Heine, nachdem die Seuche in Paris abgeflaut war, dass „Nicht bloß auf der Regierung, sondern auch auf der Opposition (...) eine fast sentimentale Mattigkeit [liegt]. Die Begeisterung des Hasses erlischt, die Herzen versumpfen, im Gehirne verblassen die Gedanken, man betrachtet einander gutmüthig gähnend“.[70] Die von Heine so herbeigesehnte Auflehnung gegen politische Restriktionen und Institutionen schlug fehl, da das Volk seine Empörung, wie auch in Preußen – in Breslau, Königsberg, Memel und Stettin – oder Habsburg-Ungarn, hauptsächlich gegen Ärzte, Juden oder andere gesellschaftliche Außenseiter richtete.[71]

---

66 Vgl. Karl Gutzkow: Säkularbilder. In: Gesammelte Werke. Bd. 9. Frankfurt am Main 1846, S. 99.

67 Vgl. Briese: „Schutzmittel für die Cholera“, S. 20.

68 Heinrich Heine an Johann Friedrich von Cotta vom 2. April 1832. In: Heinrich- Heine- Säkularausgabe: Werke, Briefwechsel, Lebenszeugnisse. Bd. 21, S. 33.

69 Vgl. Briese: „Schutzmittel für die Cholera“, S. 21.

70 Vgl. Heine: Historisch-kritische Gesamtausgabe, S. 152.

71 Vgl. Briese: „Schutzmittel für die Cholera“, S. 20-22.

4.3.4 Die schlechten Gedichte

Wie schon erwähnt, löste die Ankunft der Cholera in Deutschland bei den ratlosen Menschen öffentliche Panik aus. Da es nur sehr wenige Handlungsmöglichkeiten gab, die zudem nicht wirklich vielversprechend waren, griffen die Menschen auf andere Kompensationsmöglichkeiten zurück. In der ausweglos erscheinenden Situation bewährte es sich, theoretisch zu handeln, was zu einer Immunisierung vor der bevorstehenden Seuchenbedrohung zu führen schien. So erschienen beispielsweise übermäßig viele sinnfreie Verordnungen, eine Überflut an medizinischen Ratgebern sowie eine sehr große Anzahl, gegen die Seuche gerichtete Gedichte.

Diese Reaktionen sind damit zu erklären, dass die Rhetorik, allein indem sie die Angst abzubauen vermag, nicht nur eine imaginierte Schutz- und Immunisierungsfunktion erfüllt, sondern eine tatsächliche. Dass die Anzahl der erschienenen Gedichte sehr hoch war, dürfte demnach nicht überraschen, genauso wie die Tatsache, dass es sich dabei um nahezu identische und schlechte Gedichte handelte.[72] Mit dieser Taktik – der Bildung von Stereotypen – ist eine weitere Kompensationsstrategie angesprochen. Stereotypen schaffen zwischenmenschliche Bindungen und vermitteln den Verkehr mit den Mitmenschen. Hierdurch wird dem einzelnen Menschen das Gefühl vermittelt, einer Gemeinschaft zugehörig zu sein und nicht allein der Bedrohung gegenüber zu stehen. Dieser Drang, eine Gemeinschaft zu bilden, erfährt besonders in Krisensituationen einen unschätzbaren Reiz.[73]

Diese auf dem Wege der Lyrik geschaffenen Stereotypen zeichnen sich durch wiederkehrende Gedichttitel, durch Anrufungen oder Interjektionen, des Weiteren durch ähnliche Satzstrukturen und gemeinsame, durch Füllworte und Unsinnigkeiten erzwungene Reimmuster aus. Zudem sind immer wiederkehrende rhetorische Gegensätze, wie die Gegenüberstellung von Licht und Nacht, Kälte und Wärme, zu finden[74] sowie die Ver-

72 Vgl. Olaf Briese: Angst in den Zeiten der Cholera. Das schlechte Gedicht. Strategien literarischer Immunisierung. Seuchen-Cordon IV. Berlin 2003, S. 12.

73 Vgl. ebd., S. 10.

74 Vgl. ebd., S.14.

wendung derselben Metaphern wie Todesengel[75] oder giftige Schlange[76]. Was hier ersichtlich wird, ist, dass beim Verfassen der Choleragedichte durchaus nach Plan gearbeitet wurde und immer eine regelhafte Struktur zu Grunde lag, sie also nicht als lyrische Unfälle betrachtet werden dürfen. Denn ganz im Gegenteil ergab sich ihre Funktion der Immunisierung gerade daraus, diese Stereotypen herzustellen. Ziel war es in Zeiten der Aufregung zu beschwichtigen, anstatt aufzuwühlen, Entspannung zu geben, anstatt anzustrengen und Sicherheit zu spenden, statt zu verunsichern. Kurzum handelte es sich hierbei sozusagen um eine Art Orientierungsliteratur in Zeiten des Aufruhrs.[77]

Die Verfasser dieser Gedichte stammten meist aus Preußen, Schlesien oder Habsburg und kamen aus den verschiedensten Milieus. Zum einen dichteten poetische Laien, welche in privaten Zirkeln schrieben, wie beispielsweise der Berliner Maler Samuel Rösel. Zum anderen eine Vielzahl dichterischer Lokalgrößen, deren bekanntester Vertreter Samuel Friedrich Sauter sein dürfte. Auch damalige Erfolgsautoren wie Theodor Hell oder Franz Castelli sind an dieser Stelle aufzuführen, darüber hinaus weniger bekannte Dichter wie Heinrich Stieglitz oder Karl von Holtei, welche mit dem ausgehenden Jahrhundert schnell in Vergessenheit gerieten.[78] Da der südliche Teil Deutschlands während der zweiten Cholerawelle 1831/32 noch verschont blieb, sind süddeutsche oder schwäbische Dichter kaum vertreten.

Generell ist zu den Dichtungen anzuführen, dass die Inhalte in der Regel von der allgemeinen politischen Lage, den Umbrüchen der Französischen Revolution, dem Befreiungskampf Belgiens oder dem polnischen Aufstand gegen den Zaren handeln. Außerdem sind viele Anspielungen auf

75 Vgl. Johann Heinrich Welcker: Die furchtbare Fremde. In: [Dresdner] Abend-Zeitung 260, 31. Oktober 1831, S. 1037, Vers 21. Zit. nach: Briese: Seuchen-Cordon IV, S. 19./ Heinrich Stieglitz: Auf Hegels Tod. In: Stiftung Preußischer Kulturbesitz, Staatsbibliothek Berlin, Handschriftenabteilung, Nachlaß Hegel 14.2, Bl. 9-11, Vers 5. Zit. nach: Briese: Seuchen-Cordon IV, S. 34.

76 Vgl. Johann Gottlieb Trautschold: Die Schlange des Orients. In: [Dresdner] Abend-Zeitung 188, 8. August 1831, S. 749f, Vers 9. Zit. nach: Briese: Seuchen-Cordon IV, S. 17./ Schwanau: Die Cholera. In: Sundine 26, 30. Juni 1831, S. 206, Vers 12. Zit. nach: Briese: Seuchen-Cordon IV, S. 25.

77 Vgl. ebd., S. 13f.

78 Vgl. ebd., S. 14f.

die damaligen erfolglosen Versuche, der Cholera mit Desinfektionsmaßnahmen, Grenzsperren oder Diätempfehlungen entgegenzutreten, zu finden.[79]

Exemplarisch für die große Anzahl der Choleragedichte und Inhalte sollen im Folgenden einige aufschlussreiche Verse verschiedener Autoren angesprochen werden. Sehr kurz, aber dennoch besonders aussagekräftig beschreibt Samuel Rösel in vier Versen, die Zweitrangigkeit, mit welcher die Cholerabedrohung hinter der Krise, welche die Teuerung der Lebensmittelpreise infolge der Grenzsperren mit sich brachte, zurücktrat. „Cholera her, Cholera hin,/ Leben, leben ist Gewinn,/ Und könnt ihr mir morgen 'ne Suppe geben,/ So möchte ich morgen wohl noch leben."[80] Die Möglichkeit den folgenden Tag zu überleben wurde demnach weniger von der Seuchenbedrohung abhängig gemacht, als vielmehr von der Befürchtung sich und die Seinen dem Hungertode stetig näher zu rücken zu sehen.

Als weiteres Beispiel, welches besonders die formale Ausgestaltung der Gedichte aufzeigt, kann Samuel Sauters geradezu komisches Gedicht Die Cholera[81] herangezogen werden. Zum einen wird hier der hohe fröhliche Tonfall sowohl durch Ausrufe als auch durch die onomatopoetische Verwendung des Vokals *a* im Auslaut der Reimwörter am Versende herbeigeführt. Zum anderen sind verschiedene Stilmittel zu finden wie die Metapher „Wanderpest aus Asia"[82] oder die Personifikationen der Seuche als „Pestmama"[83]. Außerdem wird das Gedicht durch die einfache Wortwahl und die kurzen Verse und Strophen leicht verständlich und es scheint so, als wäre dem Verfasser die Schwere des Inhalts nicht bewusst gewesen – was natürlich beabsichtigt war.

Die von Moritz Gustav Bauschke verfasste Stegreifdichtung Impromptu[84] postuliert Zweifel an der Wirksamkeit der Räucherungsmaßnahmen und stellt das Aufkommen der Seuche als eine von Gott veranlasste Tatsache

---

79 Vgl. ebd., S. 15.

80 Samuel Rösel: „Cholera her, Cholera hin…". In: Theodor Fontane: Wanderungen durch die Mark Brandenburg. Havelland. Bd. 3. Berlin 1994, S. 270. Zitat auch bei: Briese: Seuchen-Cordon IV, S. 14.

81 Siehe das gesamte Gedicht: Anhang 1, S. 91.

82 Ebd. Vers 2.

83 Ebd. Vers 7.

84 Moritz Gustav Bauschke: Impromptu. In: Cholera-Bonbons in bunten Papieren freundlich dargeboten von Moritz B. von Olschen. Berlin 1832, S. 3.

dar. Aufgrund dessen, dass der Glaube an Gott vielerorts schwand und die Menschen in Sünde lebten, sei dieses Verhalten als Auslöser der Cholerabedrohung zu begreifen. Die kurzen Verse, die einfach Wortwahl und die Einstrophigkeit machen auch dieses Gedicht leicht verständlich und lassen den Inhalt unbedrohlich wirken.[85]

Mit dem Titel Disputatorium medicum über die Cholera. Ein Wischiwaschi[86] tritt Friedrich Arnold Steinmann dem Rätsel der Cholerabehandlung gegenüber.[87] Bereits der Titel lässt auf die scheinbare Willkürlichkeit der ärztlichen Maßnahmen, von Aderlass, Opiumtropfen und Wärme- und Kältetherapien, schließen. Auf ironische Weise führt der Verfasser die verschiedensten Behandlungsmethoden an, welche er möglicherweise einer Diskussion unter Medizinern entnommen haben könnte, worauf zumindest das Ende des Gedichtes schließen lässt: „So disputirten hin und her -/ Fürwahr – 's ist keine Fabel! -/ Die Herrn Doktoren kreuz und quer,/ wie einst beim Bau zu Babel."[88]

4.3.5 Briefwelt als Gegenwelt

Eine weitere Gattung, die bereits vor der Choleraerfahrung mit den Kriegen gegen die napoleonischen Eroberungen, an nationaler Bedeutung gewonnen hatte, war die der Briefe. Da sich unter dem Druck der äußeren Annexion feudale und bürgerliche Schichten eher zwangsweise näherten und sich im preußischen Reformwerk begegneten, kam es ebenso zu einer Annäherung beider Briefkulturen in dieser Zeit. Außerdem rückten die verschiedenen Landesteile Deutschlands über der Briefverkehr zusammen. Zwar war auf dem Wiener Kongress die nationale Zersplitterung Deutschlands nochmals zementiert worden, dennoch bestand es aber zumindest als Briefnation fort. Mit einer gemeinsamen Sprache, Kommunikationsnetzen, welche sowohl über Zoll- als auch über politische Grenzen hinweg reichten, und der Entwicklung gemeinsamer Normen und Werte

85 Siehe das gesamte Gedicht: Anhang 2, S. 92.

86 Friedrich Arnold Steinmann: Disputatorium medicum über die Cholera. Ein Wischiwaschi. In: Friedrich Arnold Steinmann: Briefe aus Berlin. Geschrieben im Jahr 1832. Bd. 2. Hanau 1832, S. 86-88.

87 Siehe das gesamte Gedicht: Anhang 3, S. 92f.

88 Siehe das gesamte Gedicht: Anhang 3, Vers 36-39.

konnten zumindest in dieser Briefwelt die Grenzen von Kasten und Klassen sowie politisch-geografische Grenzen überwunden werden.[89]

In der Restaurationszeit liefen diese brieflichen Annäherungen des Adels und Bürgertums zwar wieder auseinander, doch mit dem Nahen der Cholera wurde erneut ein Zusammenrücken beider Kreise in Gang gebracht. So wie bereits die Bedrohung durch Napoleon ein Gefühl von nationaler Ohnmacht herbeigeführt hatte, wurde dieses nun durch die Seuche wiederbelebt und erneut formte sich eine Gegenwehr auf dem Briefweg. Man behalf sich in seiner Verzweiflung mit der Flucht in eine künstlich erschaffene Gegenwelt – eine Briefwelt – um der Gefahr entfliehen zu können.[90]

Äußerlich diente das Briefeschreiben vor allem drei Zwecken: der Information, der Instruktion und der Beruhigung. So war es möglich, über das Vorrücken der Cholera oder über die staatlichen und kommunalen Gegenmaßnahmen zu informieren. Des Weiteren wurden über den Briefverkehr individuelle Verhaltensweisen empfohlen, was beispielsweise die Körperpflege oder die auszuwählenden Lebensmittel betraf. Die dritte Funktion war zu beruhigen, indem man sich versichern konnte, dass die Angehörigen und Freunde noch am Leben waren oder bestätigt bekam, dass die Seuche noch nicht so weit wie vermutet vorgedrungen war.[91]

Auf inhaltlicher Basis erfüllen Briefe sowohl eine Monolog- als auch Dialogfunktion.

Als Monolog gesehen, sind Briefe immer als Selbstbespiegelung bzw. Selbstgespräch zu verstehen. Wer in der Lage ist, einen Brief abzusenden bekräftigt sich damit selbst, am Leben zu sein.[92]

In seinem Aufsatz Anthropologische Annäherung an die Aktualität der Rhetorik hat der Philosoph Hans Blumenberg die Funktion der Rhetorik erklärt, wobei er der Selbsterhaltungs- und Schutzfunktion einen primären Stellenwert zuwies. Er führt aus, dass die Identität eines Menschen nicht substanzhaft gegeben sei, sondern durch kontinuierliches Denken und Handeln stets neu geschaffen werde. Aufgrund dessen, dass der Mensch zu sich selbst kein rein innerliches Verhältnis habe, sei das menschliche Selbstverständnis das der Selbstäußerlichkeit, welche sich in Form von

89 Vgl. Briese: Seuchen-Cordon III, S. 10f.

90 Vgl. ebd., S. 12.

91 Vgl. Briese: Seuchen-Cordon III, S. 13f.

92 Vgl. ebd., S. 13.

rhetorischer Selbstschöpfung – beispielsweise durch Briefe – äußere. Außerdem lässt Blumenberg der Rhetorik die Funktion der Selbsterhaltung zukommen, was er damit begründet, dass der Mensch, welcher ein grundsätzlich bedrohtes Wesen sei, sich mit ihrer Hilfe von der tödlichen Wirklichkeit zu distanzieren vermag.[93]

Demnach scheint die Tatsache, dass gerade mit der sich verbreitenden Cholera die Gattung einen Aufschwung erlebte, unumgänglich. Die Möglichkeit, sich von den schrecklichen Ereignissen abschirmen und schützen zu können, schien Leben zu retten. Und selbst wenn resignative Todesahnungen bereits die Überhand gewonnen hatten, bediente man sich Briefen, um jene Gefühle selbstbestimmt zu formulieren.[94]

Als Beispiel für einen Briefschreiber, welcher weder die Möglichkeit in Betracht zog, dass die Cholera nicht nach Deutschland vordringen könnte, noch davon ausging, die Seuche zu überleben, und sich schon mit seinem Schicksal abgefunden zu haben schien, kann der preußische General Neidhardt von Gneisenau herangezogen werden. In mehreren Briefen verleiht er dieser Überzeugung Ausdruck, wenn er beispielsweise seinem Schwiegersohn schreibt „Ich erwarte demnach, die Cholera werde ohne Sanitätscordon oder trotz demselben unsere Grenze überschreiten."[95] oder demselben einige Tage später berichtet, dass es trotz der gezogenen Cordons nicht anzunehmen sei, dass alle Eingänge und Wälder derart bewacht werden könnten, dass ein Eindringen verhindert werden könne.[96] Auf die Tatsache, dass sich Gneisenau keine Chancen auf ein Überleben der Choleraepidemie ausrechnete, lässt ein am 9. August verfasster Brief an seine Frau schließen. Hier schreibt er: „Wenn man 71 Jahre alt geworden ist, die geistige und Körperkraft sich gemindert haben und Erfreuliches nicht mehr zu erwarten ist (...) kann man wohl wie ich, mit Recht, in Hinsicht auf

---

93 Vgl. Hans Blumenberg: Anthropologische Annäherungen an die Aktualität der Rhetorik. In: Blumenberg: Wirklichkeiten in denen wir leben. Aufsätze und eine Rede. Stuttgart 1981, S. 126-128.

94 Vgl. Briese: Seuchen-Cordon III, S. 12-14.

95 Neidhardt von Gneisenau an Wilhelm von Scharnhorst, 1. Mai 1831. In: Albert Pick: Briefe des Feldmarschalls Neidhardt v. Gneisenau an seinen Schwiegersohn Wilhelm v. Scharnhorst. In: HZ 77 (1896), S. 450. Zitat auch bei: Briese: Seuchen-Cordon III, S. 27.

96 Vgl. Neidhardt von Gneisenau an Wilhelm von Scharnhorst, 1. Mai 1831. In: Albert Pick: Briefe, S. 452. Zitat auch bei: Briese: Seuchen-Cordon III, S. 32.

sich selbst, inmitten der Seuche diese mit Gleichgültigkeit betrachten (…).“[97] Und tatsächlich erlag er in der Nacht des 24. August der Seuche.[98]
So wie das Schreiben selbst bereits Selbstschutz und Selbstkreation ist, ist es auch der Briefwechsel. Als gedoppelter Monolog – und damit Dialog – spiegelt sich das beim Verfassen Erarbeitete im Empfänger wieder und wird bestätigend zurückgegeben. Als Zukunftsversprechen ist sowohl ein Empfänger als auch dessen Antwort zwingend vorausgesetzt. So können zwei Briefpartner aus der sie umgebenden Welt fliehen und sich eine neue, ganz eigene Briefwelt erschaffen, in welcher es möglich ist, sich gegen den Rest der Welt zu verbünden und abzuschirmen.[99]
Andererseits konnten mit Hilfe von Briefen private, familiäre oder berufliche Konflikte aufgegriffen und überwunden werden.[100] Was die berufliche Seite betrifft, kann der Briefwechsel zwischen Ludwig Gustav von Thiele und Theodor von Schön beispielhaft herangezogen werden. In ihren Briefen besprachen sie unter anderem die Problematik der Quarantäne- und Sperrmaßnahmen oder der erhöhten Ansteckungsgefahr durch die Unterschicht.[101]
Des Weiteren wurden durch persönliche und unbedeutsame Inhalte zwischenmenschliche Beziehungen gepflegt. Hier ging es lediglich darum, Vertrauen und Rat zu gegeben sowie Neuigkeiten auszutauschen, was eine gegenseitige Stärkung und anhaltende Widerstandskraft bewirkte. Im Briefwechsel zwischen Jacob Grimm und Karl Lachmann[102] werden derlei Ratschläge ersichtlich. Sowohl der jeweilige Stand der Cholera, persönliche

97 Neidhardt von Gneisenau an Karoline von Gneisenau, 9. August 1831. In: Hans Delbrück: Das Leben des Feldmarschalls Grafen Neidhardt von Gneisenau. Bd. 2. Berlin 1908, S. 365. Zitat auch bei: Briese: Seuchen-Cordon III, S. 69.

98 Vgl. Karl von Clausewitz an König Friedrich Wilhelm III. von Preußen, 24. August 1831. In: Theodor Schiemann: Aus Gneisenaus letzten Tagen. In: FBPG. Bd. 24.2. (1911), S. 254f. Zitat auch bei: Briese: Seuchen-Cordon III, S. 83.

99 Vgl. Briese: Seuchen-Cordon III, S. 15.

100 Vgl. ebd.,S. 16.

101 Vgl. Briefwechsel zwischen Ludwig Gustav von Thiele und Theodor von Schön, 27. Juni 1831, 2. Juli 1831, 4. Juli 1831. In: Weitere Beiträge und Nachträge zu den Papieren des Ministers und Burggrafen von Marienburg Theodor von Schön. Berlin 1881, S. 269-279. Zitat auch bei: Briese: Seuchen-Cordon III, S. 41, 43f.,45-47.

Erlebnisse als auch Zukunftsversprechen wurden ausgetauscht, was die Briefpartner zum einen in der Annahme bestärkte, rechtzeitig von der Cholera fliehen zu können, zum anderen darin, die Seuche überleben zu können.

Schließlich waren es auch die Briefe, welche nicht nur weiteres Leben versprachen, sondern auch mit ihrem eventuellen Nicht-Geschriebenwerden Todesnachrichten überbrachten. Demnach ist jeder Brief der Form nach ein möglicher letzter und kann stets als Abschiedsbrief interpretiert werden.[103] Diese Vorahnung auf einen eventuell bald eintretenden Tod ist beispielsweise im Brief Ernst Moritz Arndts an seine Schwester zu finden, welcher seinen Brief mit den Worten „Schreibet mir doch recht bald und recht viel und recht umständlich. Dies ist jetzt doppelt Pflicht, weil in so geschwinder Zeit man leichter und schneller aus einander gerissen werden kann."[104] enden lässt.

5. Erneutes Auftreten ab August 1832 und Ende der Pandemie in Deutschland

Im Jahr 1832 wurde zum ersten Mal auch die Westgrenze Deutschlands von der Cholera bedroht. Bereits im April 1832 war sie in Paris erschienen und hatte zwischen dem 1. und 14. des Monats über 7.600 Opfer gefordert. Außerdem waren Anfang 1832 Belgien, die Niederlande und England betroffen.[1]

Wie schon erwähnt, herrschte die Cholera zu Beginn des Jahres 1832 im Wesentlichen lediglich in Halle, wo sie bis Juni verblieb und sich über die Provinz immer weiter ausbreitete. So wurden bis zum 8. August die Kreise Merseburg, Weißenfels, Torgau, der Mansfelder Seekreis und der Saale-

102 Vgl. Briefwechsel zwischen Jakob Grimm und Karl Lachmann, 25. August 1831, 31. August 1831. In: Briefwechsel der Brüder Jakob und Wilhelm Grimm mit Karl Lachmann. Jena 1972, S. 575f. Zitat auch bei: Briese: Seuchen-Cordon III, S. 86, 96.

103 Vgl. Briese: Seuchen-Cordon III, S. 15-17.

104 Ernst Moritz Arndt an Charlotte Dorothea Rassow, 6. August 1831. In: Ernst Moritz Arndt: Briefe. Bd. 2. Darmstadt 1973, S. 233. Zitat auch bei Briese: Seuchen-Cordon III, S. 67.

1 Vgl. Krehnke: Der Gang der Cholera in Deutschland, S. 20.

kreis erreicht. Außerdem setzte die Seuche von Halle aus ihren Weg nach Erfurt fort, wo sie am 15. August gemeldet wurde.[2]
Der Südosten Deutschlands war vor allem von einer Einschleppung der Cholera über Böhmen bedroht, wo bis zum 14. Juni 1832 bereits über 41.100 Menschen erkrankt waren. Ab dem 17. Juni schließlich wurden zunächst der Landshuter Kreis und später 10 weitere Kreise des Regierungsbezirkes Liegnitz erreicht, wo schließlich von circa 1.300 erkrankten über 900 an der Cholera starben. Von hier aus wurde die Cholera am 11. August in die Kreisstadt Haynau und ferner die Kreise Lüben, Glogau, Bunzlau, Löwenberg und Landshut eingeschleppt.[3]
Auch über Österreich kam die Cholera nach Deutschland. Hier waren die schlesischen Regierungsbezirke Oppeln und Breslau betroffen. In Breslau waren von mehr als 8.500 Erkrankten circa 3.500 gestorben. Im Regierungsbezirk Oppeln wurden bis zum 31. Dezember 1832 über 3.100 Kranke und über 1.500 Verstorbene gezählt.[4]
Weitere Krankheitsfälle ereigneten sich Anfang 1832 zudem in Altona, im Juni in der Stadt Wilster und in Hamburg, wo von circa 3.300 erkrankten Menschen über 1.600 starben. In Berlin erkrankten in der Zeit vom Juni 1832 bis zum Januar 1833 circa 610 Menschen, von denen mehr als 400 starben.[5]
Mitte des Jahres 1832 erschien die Cholera zum ersten Mal auch im Rheinland, wo sie am 27. August in Ruhrort, vom 1. bis 6. September in Emmerich, am 20. September in Duisburg uns vom 8. September bis 12. November in Mühlheim herrschte. Am 3. September ereigneten sich Krankheitsfälle in Aachen, wo bis Ende Oktober über 150 Menschen starben. Bis zum Erlöschen der Seuche im Rheinland 1834 suchte sie des Weiteren die Kreise Duisburg und Koblenz auf, wo ihr jeweils mehr als 50 Menschen zum Opfer fielen.[6]
In ganz Preußen, mit einer Bevölkerungszahl von ungefähr 13.135.500 Millionen Menschen forderte die Cholera 1831/32 insgesamt 41.738 Op-

---

2 Vgl. Krehnke: Der Gang der Cholera in Deutschland, S. 20f.
3 Vgl. ebd., S. 21f.
4 Vgl. ebd., S. 22.
5 Vgl. ebd., S. 23.
6 Vgl. ebd., S. 25f.

fer, von welchen 8.364 im Jahr 1832 starben[7] und demzufolge 33.374 im Jahr 1831 – circa 0,32 Prozent der Bevölkerung. Umgerechnet auf die heutige Bewohnerzahl Deutschlands würde dies bedeuten, dass innerhalb von zwei Jahren über 200.000 Menschen an ein und der selben Krankheit sterben würden.

Anfang des Jahres 1832 setzte die Cholera ihren Weg in Richtung Westen über England, Irland und Nord-Amerika fort. Außerdem zog sie einem enger werdenden Kreis um bisher in Preußen verschont gebliebene Gebiete wie Halle oder Lübeck. Da die nun auftretenden Cholerafälle jedoch eher vereinzelt gemeldet wurden, wurden sie meiste für Lokalepidemien gehalten und weniger dramatisch aufgefasst. Des Weiteren wurden bei dieser zweiten Pandemie, welche sich noch bis 1838 weiterverbreitete, unter anderem Frankreich, Belgien, die Niederlande, Portugal, Spanien, Mexiko, Afrika, Schweden und Norwegen befallen.[8]

C. Schluss

Die menschliche Wahrnehmung wird von den jeweiligen Entwicklungen einer Epoche beeinflusst. Die politischen, ökonomischen und religiösen Aspekte, welche dies um 1831/32 gewesen sind regten sogar Diskussionen an, die Geschehnisse als solche einer Epochenschwelle zu bezeichnen. Verglichen mit Frankreich, wo die Julirevolution eine entscheidende politische und soziale Zäsur mit sich brachte, ist in Deutschland eine Epochenschwelle um 1830 nur bedingt festzumachen. Aufgrund dessen, dass sich hier Bürgertum und Liberalismus erst formierten und die politischen und sozialen Gegensätze noch nicht stark genug ausgeprägt waren, kann von einem vergleichbaren Einschnitt in Deutschland wohl erst ab der Revolution von 1848 gesprochen werden.[1]

Dennoch trafen um das Jahr 1830 politische, ökonomische und religiöse Veränderungen in solcher Weise zusammen, dass von einer relativen Epochenschwelle die Rede sein kann. Der sich langsam anbahnende politische

7 Vgl. ebd., S. 26.

8 Vgl. Drasche: Die epidemische Cholera, S. 6-39.

1 Vgl. Briese: Seuchen-Cordon I, S. 219f.

Konflikt zwischen Bürgertum und Adel wurde anhand der Choleraproblematik durchgeprobt, wobei die althergebrachte politische Organisation sichtlich Erschütterung fand und der Einfluss des Liberalismus anstieg. Damit bildeten sich neue Probleme heraus, was Nebenwirkungen und Folgeerscheinungen dieses Umschwungs betraf. Durch eine bedingte Umkehr oder Auflösung der einstigen Fortschrittsideale – vom Freiheitsgedanken zur Anarchie, von der Demokratie zur Bürokratie, von der freien Wirtschaft zum Pauperismus – wurde die Realisierung dieser politischen und sozialen Ideale stark beeinträchtigt. Gleichzeitig nahm man natürliche, bedrohliche Ereignisse mit gesteigerter Aufmerksamkeit wahr, welche aufgrund einer umsichgreifenden Unsicherheit und Krisenstimmung panikartig überbewertet wurden. Dies führte dazu, dass Krankheiten und vor allem die Seuchenproblematik in den Fokus der Beobachtung rückten und diese waren es auch, welche die Fortschrittshoffnungen in besonderem Maße dämpften. Als die Cholera 1831/32 durch Deutschland zog, wurde die bis dahin vorherrschende Meinung, es sei ein Leichtes, solche Katastrophen durch den Fortschritt und zivilisatorische Praktiken problemlos aufzuhalten, zunehmend skeptischer betrachtet. Auch apokalyptische Charakterisierungen waren hinsichtlich der Choleraproblematik nicht selten, traf diese doch eine emanzipierte aufgeklärte europäische Öffentlichkeit, in welcher der Glauben weit verbreitet war, Seuchen würden der Vergangenheit angehören. Durch ihr erschreckendes Krankheitsbild, ihre sehr schnelle Verbreitung und die völlige Ratlosigkeit, was die Ursache der Seuche war, ist die Interpretation durchaus nachvollziehbar. Die erhöhte Aufmerksamkeit auf die Geschehnisse ließ auch die Totenzahlen von zwischen 30.000 und 40.000[2] in Preußen als überdurchschnittlich hoch erscheinen und auch der Tod von Persönlichkeiten des öffentlichen Lebens wie der Generäle August Neidhardt von Gneisenau oder Carl Philipp Gottlieb von Clausewitz verstärkte das schreckliche Bild.[3]

Während die Wirtschaftsbürger selbst den industriellen Fortschritt nicht als Vorboten eines gesamtgesellschaftlichen Wandels, sondern eher als vorübergehende Phase ansahen, kann aus heutiger Sicht eine Epochenschwelle daran festgemacht werden, dass die Industrie nun nicht mehr als

2 Vgl. Evans: Tod in Hamburg, S. 260.

3 Vgl. Briese: „Schutzmittel für die Cholera.“, S. 9-12.

eine von vielen Beschäftigungsformen angesehen wurde, sondern sie hatte sich zum eigentlichen Zentrum der Gesellschaft entwickelt.[4] Das ausgeglichene Verhältnis von Ackerbau, Industrie und Handel war durch industrielles Konkurrenzdenken gestört worden, was ein Umdenken der Menschen hinsichtlich des Erwartungshorizontes, der Wirtschaftsmentalität sowie auch gegenüber der Natur mit sich brachte. Wurden bislang der Expansion wegen Bedenken der möglicherweise knapp werdenden natürlichen Ressourcen gewisse Grenzen gesetzt, setzte man nun auf ein anhaltendes Wachstum – auch deshalb, um die Produktion möglicherweise von den Zwängen der Natur befreien zu können.[5] Symbolisch für diese Erwartungen kann der rasch vorangetriebene Eisenbahnbau[6] oder die Entwicklung von der Flussschifffahrt hin zur Seeschifffahrt und von der Segelschifffahrt hin zur Dampfschifffahrt genannt werden. Auch diese technischen Entwicklungen ermöglichten der Cholera ihre weitere Verbreitung. Während nämlich durch die Seeschifffahrt die Welt verkleinert und die Kontinente enger miteinander verbunden wurden und dadurch schneller erreichbar waren, wurde auf diese Weise der Seuche eine pandemische Verbreitung über den Wasserweg auf andere Kontinente ermöglicht. Der Eisenbahnbau trug ebenfalls seinen Teil zur Choleraausbreitung bei, indem auf diese Weise das jeweilige Land an sich enger zusammenrückte. Während es zuvor mehrere Tage oder Wochen gedauert hatte, von einer Stadt in die andere zu gelangen und während der Reise vermeintlich kranke Menschen bereits auf dem Weg verstarben – also die Krankheit sich gar nicht oder kaum weiterverbreiten konnten – war dieses Risiko nun durch die schnellere Verbindung gegeben.[7]

Auch auf dem Gebiet der Religion ist ein Umbruch auszumachen. Wie bereits angesprochen, wurde der politische Konflikt zwischen Adel und Bürgertum anhand der Cholera durchgeprobt, was dazu führte, dass der Krise

4 Vgl. Rudolf Boch: Grenzenloses Wachstum? Das rheinische Wirtschaftsbürgertum und seine Industrialisierungsdebatte 1814-1857. Göttingen 1991, S. 285.

5 Vgl. Boch: Grenzenloses Wachstum?, S. 286.

6 Vgl. Wolfram Siemann: Vom Staatenbund zum Nationalstaat. Deutschland 1806-1871. München 1995, S. 165f.

7 Vgl. Ferdinand Meyer Belitz: Schöne alte Dampfschiffe. Die Geschichte der Dampfschiffahrt mit über 100 Abbildungen. Bayreuth 1980, S. 3.

mit den zur Verfügung stehenden Mitteln entgegengewirkt wurde. Als Ergebnis davon entstanden sogenannte politische Religionen, welche als „innerweltliche Religionen“[8] beschrieben werden können, also eine Religionsform darstellten, die nicht durch den schwindenden Einfluss des Christentums zu einer Entsakralisierung führte, sondern bei der sich Transzendenz- und Heilserwartungen auf neue Gegenstände legten. Hierbei waren Religion und Politik so aufeinander abgestimmt, dass jeder Herrscherkult ein immanent religiöser, jeder religiöse Kult ein immanent politischer war.[9] Diese, 1938 von Eric Voegelin dargelegte Begriffserklärung fand durch Thomas Nipperdey Erweiterung. Er bezog sich bei seinen Ausführungen auf das Alltagsleben und die alltäglichen Erfahrungen der Menschen, um damit die Tiefenwirkung der politischen Religionen überhaupt erst erfassen zu können.[10] Demzufolge war Politik nicht mehr allein Sache eines Herrschaftsestablishments, sondern sie griff mehr und mehr ins Leben ein. Sowohl wirtschaftlich als auch sozial war sie zu einem Stück Lebenssinn geworden und umfasste neben politischen auch nationalistische Extreme. Damit wurde es die Funktion der politischen Religionen ein eigenes mentales Band in den Zeiten der Säkularisierung des christlichen Glaubens darzubieten, um zur Ordnung und Orientierung in Zeiten der Unübersichtlichkeit zu verhelfen.[11] Bezüglich des Chaos, das die Cholera 1831/32 in Deutschland mit sich brachte, konnte sich diese Art von „Ersatzreligion“[12] durchsetzten. Das Schwinden von christlichen Deutungsmustern nahm im Verlauf des 19. Jahrhunderts beständig ab, was auch anhand des Rückgangs der Berufung auf Gott in staatlichen Edikten, medizinischen Abhandlungen, privaten Briefen oder Aufklärungsbroschüren nachvollzogen werden kann. Während das Christentum und Gott immer mehr dahin-

---

8 Eric Voegelin: Die Politischen Religionen. Hg. v. Peter J. Opitz. München 1993, S. 17.

9 Vgl. ebd.

10 Vgl. weiterführend: Thomas Nipperdey: Der Mythos im Zeitalter der Revolution. In: Wege des Mythos in der Moderne. Richard Wagner „Der Ring der Nibelungen“. Hg. v. Dieter Borchmeyer. München 1987.

11 Vgl. ebd., S. 100.

12 Heinz-Gerd Haupt/ Charlotte Tacke: Sozial- und kulturgeschichtliche Ansätze bei der Erforschung des europäischen Nationalismus im 19. Jahrhundert. In: Kulturgeschichte Heute. Hg. v. Wolfgang Hardtwig/ Hans-Ulich Wehler. Göttingen 1996, S. 269.

gehend interpretiert wurden, dem menschlichen Zugriff nicht verfügbar zu sein, wurde die Cholera systematisch in den Bereich politischer Werthorizonte gezogen. Dies hatte nicht zu bedeuten, dass nun auf Religion verzichtet wurde, sondern dass diese neuen Religionen des Politischen entstanden waren[13] – Politik wurde „verheiligt"[14].

13 Vgl. Briese: Seuchen-Cordon I, S. 220-223.

14 Ebd., S. 223.

D. Quellen- und Literaturverzeichnis

Quellen:

- Allgemeine Cholera-Zeitung. Mittheilungen des Neuesten und Wissenswürdigsten über die Asiatische Cholera 37 (1831), Sp. 200-206.
- [Anonym]: Korrespondenz-Nachrichten. Cholera ad Portas, 6. August 1831. In: Morgenblatt für gebildete Stände 187 (1831), S. 747.
- Andreae, August: Die Erkenntniß und Behandlung der asiatischen Cholera zum Gebrauch für Wundärzte auf höhere Anordnung verfasst. Magdeburg 1831.
- Arndt, Ernst Moritz an Rassow, Charlotte Dorothea, 6. August 1831. In: Arndt, Ernst Moritz: Briefe. Bd. 2. Darmstadt 1973, S. 233.
- Arnoldi, Friedrich August: Wie kann eine Seuche sich bloß contagiös verbreiten, ohne daß am Krankenbette Ansteckung nachzuweisen ist? In Beziehung auf die Cholera und gelbes Fieber erfahrungsgemäß beantwortet. Köln 1836.
- Aston: Gebrauchs-Anweisung zu dem von Gebrüder Aston in Magdeburg erfundenen Cholera-Schwitzbad. Magdeburg 1831.
- Bangßel, Eduard: Erinnerungsbuch für Alle, welche im Jahre 1831 die Gefahr der Cholera-Epidemie in Danzig miteinander getheilt haben. Danzig 1832.
- Bauschke, Moritz Gustav: Impromptu. In: Cholera-Bonbons in bunten Papieren freundlich dargeboten von Olschen, Moritz B. von. Berlin 1832, S. 3.
- Berliner Cholera-Zeitung. Materialien zur Geschichte u. Behandlung d. asiat. Cholera mit Benutzung amtlicher Quellen 17, I. II. (1831), S. 143.
- Bernstorff, Gräfin Elise von: Ein Bild aus der Zeit von 1789 bis 1835. Aus ihren Aufzeichnungen, Bd. 2. Berlin 1896.

- Briefwechsel zwischen Grimm, Jakob und Lachmann, Karl, 25. August 1831, 31. August 1831. In: Briefwechsel der Brüder Jakob und Wilhelm Grimm mit Karl Lachmann. Jena 1972, S. 575f.
- Briefwechsel zwischen Thiele, Ludwig Gustav von und Schön, Theodor von, 27. Juni 1831, 2. Juli 1831, 4. Juli 1831. In: Weitere Beiträge und Nachträge zu den Papieren des Ministers und Burggrafen von Marienburg Theodor von Schön. Berlin 1881, S. 269-279.
- Buek, Heinrich W.: Die bisherige Verbreitung der jetzt besonders in Rußland herrschenden Cholera. erl. durch 1 Kt. u. e. dieselbe erklärende kurze Geschichte dieser Epidemie. Hamburg 1831.
- Burdach, Karl Friedrich: Historisch-statistische Studien über die Cholera-Epidemie vom Jahre 1831 in der Provinz Preußen, insbesondere Ostpreußen. Königsberg 1832.
- Clausewitz, Karl von an Wilhelm, Friedrich III. von Preußen, 24. August 1831. In: Schiemann, Theodor: Aus Gneisenaus letzten Tagen. In: FBPG. Bd. 24.2. (1911), S. 254f.
- Dahlberg, F. K./ Ilinskij, J. A.: Mittheilungen über die orientalische Cholera in Russland. Petersburg 1832.
- Dohm, Christian Wilhelm: Über die bürgerliche Verfassung der Juden. Berlin 1781.
- Drasche, Anton: Die epidemische Cholera. Wien 1860.
- Fechner, Gustav Theodor: Schutzmittel für die Cholera. Leipzig 1832.
- Frank, Johann Peter: System einer vollständigen medicinischen Polizey. Von Fortpflanzung der Menschen und Ehe-Anstalten, von Erhaltung und Pflege schwangerer Mütter, ihrer Leibesfrucht und der Kind-Betterinnen in jedem Gemeinwesen. Vorbericht zur 2. Auflage. Mannheim 1784.
- Gespräch für die Jugend, 2. Oktober 1831. In: Der Jugendfreund. Ein Wochenblatt zur angenehmen Belehrung, Bildung und Erziehung der Jugend beiderlei Geschlechts 2 (1833), S. 40-47.

- Glassbrenner, Adolf: Aus den Papieren eines Hingerichteten. Leipzig 1834.
- Gneisenau, Neidhardt von an Gneisenau, Karoline von, 9. August 1831. In: Delbrück, Hans: Das Leben des Feldmarschalls Grafen Neidhardt von Gneisenau. Bd. 2. Berlin 1908, S. 365.
- Ders. an Scharnhorst, Wilhelm von, 1. Mai 1831. In: Pick, Albert: Briefe des Feldmarschalls Neidhardt v. Gneisenau an seinen Schwiegersohn Wilhelm v. Scharnhorst. In: HZ 77 (1896), S. 450; 452.
- Gutzkow, Karl Ferdinand: Rückblicke auf mein Leben. Berlin 1875.
- Ders.: Säkularbilder. In: Gesammelte Werke. Bd. 9. Frankfurt am Main 1846, S. 1-149.
- Heine, Heinrich an Cotta, Johann Friedrich von, 2. April 1832. In: Heinrich- Heine- Säkularausgabe: Werke, Briefwechsel, Lebenszeugnisse. Bd. 21, S. 33.
- Ders.: Briefe. Bd. 1. Hg. v. Friedrich Hirth. Mainz 1950.
- Ders.: Französische Zustände. Erster Teil. Das Bürgerkönigthum im Jahre 1832. Hamburg 1866.
- Ders.: Historisch-kritische Gesamtausgabe der Werke. Hg. v. Windfuhr, Manfred. Bd. 12/1. Hamburg 1980.
- Herloßsohn, Karl: Bericht über die Unruhen in Königsberg, 29. Juli 1831. In: Der Komet. Ein Unterhaltungsblatt für die gebildete Lesewelt 128 (1831), Sp. 1021-1024.
- Hofacker: Über die Juden, 19. März 1828. In: Die Freie Presse 23 (1828), S. 92.
- Hufeland, Christoph Wilhelm: Endurteil über die Cholera, 21. April 1832. In: Bayerischer National-Korrespondent zur Besprechung des Gemeinwohls und zur Unterhaltung der Bewohner Bayerns und angränzender Länder; und allgemeiner Anzeiger für Bayern 32 (1832), Sp. 149f.
- Instruction über das bei der Annäherung der Cholera, so wie über das bei dem Ausbruche derselben in den Königlich Preußischen Staaten zu beobachtende Verfahren. 2. Ausgabe vom 1. Juni 1831.

In: Sammlung der von den Regierungen der Deutschen Bundesstaaten ergangenen Verordnungen und Instruktionen wegen Verhütung und Behandlung der asiatischen Brechruhr. H.1. Frankfurt am Main 1831, S. 41-55.

- Koch: Die Cholera und die Quarantainen, 27. September 1831. In: Sachs, Albert: Tagebuch über das Verhalten das bösartigen Cholera in Berlin. Eine Sammlung von Aufsätzen pathologisch-therapeutischen, gesundheits-polizeilichen und populär-medicinischen Inhalts in Bezug auf die Epidemie im In- und Auslande. Berlin 1831, S. 45-47.
- Krauß, August: Die Cholera-Epidemie nach eigenen in Wien und Mähren auf Antrag der Königl. Württembergischen Regierung angestellten Beobachtungen. Stuttgart 1832.
- Krehnke, Walter: Der Gang der Cholera in Deutschland seit ihrem ersten Auftreten bis heute. Berlin 1937.
- Laube, Heinrich: Das neue Jahrhundert. Bd. II: Politische Briefe. Leipzig 1833.
- Lichtenstädt, Jeremias Rudolf: Die asiatische Cholera in Russland in den Jahren 1830 und 1831: Nach russischen Aktenstücken und Berichten. Berlin 1832.
- Lindley, William: Öffentliche Wasch- und Bade-Häuser. Hamburg 1851.
- Meyer, Johann Nepomuk Edler von: Einige neue Beobachtungen über das Wesen der Cholera Morbus aus der Erfahrung geschöpft in besonderer Beziehung auf die Haare als Leiter des Contagiums. Wien 1831.
- Niemeier, E.: Geschichte der Epidemie der asiatischen Cholera im Magdeburger Kreise vom Anfang October 1831 bis Ende Januar 1832. In: Die asiatische Cholera in der Stadt Magdeburg 1831-1832. Geschichtlich und ärztlich dargestellt nach amtlichen Nachrichten auf höhere Veranlassung. Hg. v. Creutz'sche Buchhandlung. Magdeburg 1832, S. 40-68.

- Obermann, Karl: Die Volksbewegung in Berlin in den Jahren 1830-1832. In: Berliner Heimat. Zeitschrift für die Geschichte Berlins 3 (1956), S. 12-18.
- Rambach, Johann Jakob: Versuch einer physisch-medizinischen Beschreibung von Hamburg. Hamburg 1801.
- Rau, Wolfgang Thomas: Gedanken von dem Nutzen und der Nothwendigkeit einer medicinischen Policeyordnung in einem Staat. Ulm 1764.
- Regulativ vom 28. Oktober 1835, das bei ansteckenden Krankheiten zu beachtende sanitätspolizeiliche Verfahren betreffend, nebst einer Instruktion über das Desinfektionsverfahren und einer populären Belehrung über die Natur und Behandlung von ansteckenden Krankheiten. [Sonderdruck des 27. St. der Gesetzessammlung vom Jahre 1835]. Berlin 1845.
- Remer, Carl Julius Wilhelm Paul: Beobachtungen über die epidemische Cholera gesammelt in Folge einer in amtlichem Auftrage gemachten Reise nach Warschau. Breslau 1831.
- Rickmann, Christian: Von dem Einfluß der Arzneiwissenschaft auf das Wohl des Staats und dem besten Mittel zur Rettung des Lebens. Jena 1771.
- Riesser, Gabriel: Der Jude. Periodische Blätter für Religion und Gewissensfreiheit. Bd. 1. Altona 1831.
- Robert, Ferdinand: Cholerabuch oder das Buch über die ursprüngliche und fernere Entstehung, die Beschaffenheit, Heilung und Abwehrung der bengalischen Brechruhrpest oder Hindupest. Bd. 1. Giessen 1832.
- Rösel, Samuel: „Cholera her, Cholera hin…“. In: Fontane, Theodor: Wanderungen durch die Mark Brandenburg. Havelland. Bd. 3. Berlin 1994, S. 270.
- Rosenkranz, Karl: Von Magdeburg nach Königsberg. Leipzig 1878.
- Rumpf, Theodor: Lebenserinnerungen. Bonn 1925.

- Rust, Johann Nepomuk: Einiges über die Cholera. Ein Sendschreiben des Präsidenten Rust an Se. Excellenz den Königl. Preuß. Wirklich Geheimen Rath und Kammerherrn, Freyherrn Alex. v. Humboldt in Paris. Berlin 1832.
- Sachs, Albert: Tagebuch über das Verhalten der bösartigen Cholera in Berlin. Eine Sammlung von Aufsätzen pathologisch-therapeutischen, gesundheits-polizeilichen und populär-medicinischen Inhalts in Bezug auf die Epidemie im In- und Auslande. Berlin 1831.
- Schnurrer, Friedrich: Die Cholera morbus. Ihre Verbreitung, ihre Zufälle, die versuchten Heilmethoden, ihre Eigenthümlichkeiten und die im Großen dagegen anzuwendenden Mittel. Stuttgart und Tübingen 1831.
- Steifensand, Karl August: Die asiatische Cholera auf der Grundlage des Malaria-Siechenthums. Crefeld 1848.
- Steinmann, Friedrich Arnold: Disputatorium medicum über die Cholera. Ein Wischiwaschi. In: Steinmann, Friedrich Arnold: Briefe aus Berlin. Geschrieben im Jahr 1832. Bd. 2. Hanau 1832, S. 86-88.
- Tilenau, Wilhelm Gottlieb Tilesius von: Ueber die Cholera und die kräftigsten Mittel dagegen. Nebst Vorschlag eines großen Ableitungsmittels um die Krankheit in der Geburt zu ersticken. Zweite Abteilung. Nürnberg 1830.
- Wagner, Karl Wilhelm Ulrich: Die Verbreitung der Cholera im Preußischen Staate. Ein Beweis ihrer Contagiosität. In: Cholera-Archiv mit Benutzung amtlicher Quellen. Bd. 2, Heft 2. Hg. v. Albers, J. C. /Barez, F. D. u. a. Berlin 1832, S. 127-271.
- Wilhelm, Friedrich: Gesetz wegen Bestrafung derjenigen Verhegungen, welche die Uebertretung der – zur Abwendung der Cholera – erlassenen Verordnungen betreffen, 15. Juni 1831. In: Allgemeine Preußische Staats-Zeitung 170 (1831), S. 1080.
- Wolf, Christian: Vernuenftige Gedanken von dem gesellschaftlichen Leben der Menschen. Halle 1721.

Internetquellen:

- http://www.hamburgwasser.de/geschichte.html (vom 18. Juni 2012)
- http://www.med.de/krankheiten/tropenkrankheiten-parasiten/cholera/behandlung.html (vom 16. Juli 2012)

Literatur:

- Ackerknecht, Erwin H.: Anticontagionism between 1821 and 1867. In: Bulletin of the History of Medicine. Organ of the American Association for the History of Medicine and of the Johns Hopkins Institute of the History of Medicine, 22. Baltimore 1948, S. 562-593.
- Axhausen, Werner: Das Auftreten der Cholera in Europa um das Jahr 1830. Würzburg 1930 (zugl. med. Diss., Würzburg 1931).
- Berghahn, Klaus: Grenzen der Toleranz. Juden und Christen im Zeitalter der Aufklärung. Köln 2000.
- Bergmann, Anna: Wissenschaftliche Authentizität und das verdeckte Opfer im medizinischen Erkenntnisprozeß. In: Die Inszenierung von Authentizität. Hg. v. Fischer-Lichte, Erika/ Horn, Christian u. a. Tübingen 2000, S. 285-311.
- Blumenberg, Hans: Anthropologische Annäherungen an die Aktualität der Rhetorik. In: Blumenberg, Hans: Wirklichkeiten in denen wir leben. Aufsätze und eine Rede. Stuttgart 1981, S. 104-136.
- Boch, Rudolf: Grenzenloses Wachstum? Das rheinische Wirtschaftsbürgertum und seine Industrialisierungsdebatte 1814-1857. Göttingen 1991.
- Bock, Friedrich/ Kimmle, Ludwig u. a.: Die Kriegschirurgen und Feldärzte Preussens und anderer deutscher Staaten in Zeit- und Lebensbildern. Bd. 2. Berlin 1901.
- Bock, Helmut: Die Endzeit Hegels. Auf der Epochenschwelle von 1830. In: Philosophie, Literatur und Politik vor den Revolutionen von 1848. Zur Herausbildung der demokratischen

Bewegung in Europa. Hg. v. Lambrecht, Lars. Frankfurt am Main 1996, S. 27-52.

- Briese, Olaf: „Schutzmittel für die Cholera". Geschichtsphilosophische und politische Cholera-Kompensation bei Heine und seinen Zeitgenossen. In: Heine-Jahrbuch 36 (1997), Bd. 32. Hg. v. Heinrich-Heine-Institut der Landeshauptstadt Düsseldorf. Stuttgart 1993, S. 9-25.
- Ders.: Angst in den Zeiten der Cholera. Auf Leben und Tod. Briefwelt als Gegenwelt. Seuchen-Cordon III. Berlin 2003.
- Ders.: Angst in den Zeiten der Cholera. Das schlechte Gedicht. Strategien literarischer Immunisierung. Seuchen-Cordon IV. Berlin 2003.
- Ders.: Angst in den Zeiten der Cholera. Panik-Kurve. Berlins Cholerajahr 1831/32. Seuchen-Cordon II. Berlin 2003.
- Ders.: Angst in den Zeiten der Cholera. Über kulturelle Ursprünge des Bakteriums. Seuchen-Cordon I. Berlin 2003.
- Briggs, Asa: Cholera and Society in the Nineteenth Century. In: Past and Present 19 (1961), S. 76-96.
- Büsch, Otto: Die Militarisierung von Staat und Gesellschaft im alten Preußen. In: Preußen. Versuch einer Bilanz. Bd. 2. Beiträge zu einer politischen Kultur. Hg. v. Schenke, Manfred. Reinbek bei Hamburg 1981.
- Cooter, Roger: Anticontagionism and the History's Record. In: The problem of medical knowledge. Examining the social construction of medicine. Hg. v. Wright, Peter/ Treacher. Andrew. Edinburgh 1982, S. 87-108.
- Decker, Kerstin: Heinrich Heine. Narr des Glücks. Biographie. Berlin 2005.
- Dettke, Barbara: Die asiatische Hydra. Die Cholera von 1830/31 in Berlin und den preußischen Provinzen Posen, Preußen und Schlesien. Berlin 1995.
- Dinges, Martin: Süd-Nord-Gefälle in der Pestbekämpfung. Italien, Deutschland und England im Vergleich. In: Das europäische Gesundheitssystem. Gemeinsamkeiten und Unterschiede in histori-

scher Perspektive. Hg. v. Eckart, Wolfgang U./ Jütte, Robert. Stuttgart 1994, S. 19-52.

- Dorrmann, Michael: „Das asiatische Ungeheuer". Die Cholera im 19. Jahrhundert. In: Das große Sterben. Seuchen machen Geschichte. Hg. v. Wilderotter, Hans. Berlin 1995, S. 204-255.
- Durey, Micheal: The Return of the Plague. British Society and the Cholera 1831-32. Dublin 1979.
- Erb, Rainer/ Bergmann, Werner: Die Nachtseite der Judenemanzipation. Der Widerstand gegen die Integration der Juden in Deutschland 1780-1860. Berlin 1989.
- Evans, Richard J.: Tod in Hamburg. Stadt, Gesellschaft und Politik in den Cholera-Jahren 1830-1910. Reinbek bei Hamburg 1996.
- Giesler, Monika/ David, Thomas u. a.: Naturkatastrophen. Zürich 2003.
- Groh, Dieter: Naturkatastrophen. Beiträge zu ihrer Deutung, Wahrnehmung und Darstellung in Text und Bild von der Antike bis ins 20. Jahrhundert. Tübingen 2003.
- Haupt, Heinz-Gerd/ Tacke, Charlotte: Sozial- und kulturgeschichtliche Ansätze bei der Erforschung des europäischen Nationalismus im 19. Jahrhundert. In: Kulturgeschichte Heute. Hg. v. Hardtwig, Wolfgang/ Wehler, Hans-Ulich. Göttingen 1996, S. 255-283.
- Herlihy, David: Der Schwarze Tod und die Verwandlung Europas. Wagenbach 2000.
- Hilger, Marie-Elisabeth: Seuchen verändern die Stadt: Soziale Ungleichheit vor Krankheit und Tod im 19. Jahrhundert. In: Die Alte Stadt 2. Stuttgart, 1991, S. 154-172.
- Jahn, Ellen: Die Cholera in Medizin und Pharmazie. Im Zeitalter des Hygienikers Max von Pettenkofer. München 1994 (zugl. math. Diss., München 1993).
- Jahr, Christoph/ Mai, Uwe u. a.: Feindbilder in der deutschen Geschichte. Studien zur Vorurteilsgeschichte im 19. und 20. Jahrhundert. Berlin 1994.

- Jakubowski-Tiessen, Manfred: Kommentar. In: Münch, Paul: „Erfahrung" als Kategorie der Frühneuzeitgeschichte. Beiheft 31 zur HZ (2001), S. 261-270.
- Ders.: Sturmflut 1717. Die Bewältigung einer Naturkatastrophe in der Frühen Neuzeit. München 1992 (zugl. Habil.-Schr., Kiel 1990).
- Kallenbach, Reinhard: Leben und Leiden in Koblenz. Ein Beitrag zur Entwicklung der kommunalen „Gesundheits-Infrastruktur" im 19. und 20. Jahrhundert. Krankenhauswesen, Trinkwasserversorgung, Abfall und Entwässerung. Koblenz 2007 (zugl. phil. Diss., Würzburg 2007).
- Kayser, Fritz: Medizinische Mikrobiologie. Stuttgart 2001.
- Krietsch, Peter/ Dietel, Manfred: Pathologisch-Anatomisches Cabinet. Vom Virchow-Museum zum Berliner Medizinhistorischen Museum in der Charité. Berlin und Wien 1996.
- Kroener, Bernhard/ Pröve, Ralf: „Das Schwungrad an der Staatsmaschine?". Die Bedeutung der bewaffneten Macht in der europäischen Geschichte der Frühen Neuzeit. In: Krieg und Frieden. Militär und Gesellschaft in der frühen Neuzeit. Hg. v. Kroener, Bernhard. Paderborn 1996, S. 4-23.
- Labisch, Alfons: „Hygiene ist Moral – Moral ist Hygiene". Soziale Disziplinierung durch Ärzte und Medizin. In: Soziale Sicherheit und soziale Disziplin. Beiträge zu einer historischen Sozialpolitik. Hg. v. Sachße, Christoph/ Tennstedt, Florian. Frankfurt am Main 1986, S. 265-285.
- Lamb, Hubert H.: Klima und Kulturgeschichte. Der Einfluß des Wetters auf den Gang der Geschichte. Hamburg 1989.
- Leo, Gustav H.: William Lindley. Ein Pionier der technischen Hygiene. Hamburg 1963.
- Lesky, Erna: Die österreichische Pestfront an der k. k. Militärgrenze. In: Saeculum. Jahrbuch für Universalgeschichte. Bd. 8. Köln 1957.
- Massard-Guilbaud,Geneviève: Introduction – The Urban Catastrophe: Challenge to the social, economic, and cultural order of

the city. In: Cities and catastrophes: coping with emergency in European history. Hg. v. Massard-Guilbaud, Geneviève /Platt, Harold / Schott, Dieter. Frankfurt am Main 2002, S. 9-42.

- McGrew, Roderick: Russia and the Cholera 1823-1832. Madison 1965.
- Mehlhop, W.: Alt-Hamburgisches Dasein. Hamburg 1899.
- Meyer Belitz, Ferdinand: Schöne alte Dampfschiffe. Die Geschichte der Dampfschiffahrt mit über 100 Abbildungen. Bayreuth 1980.
- Moering, Renate: Joseph Görres' Anzeige von Clemens Bretanos Buch „Die Barmherzigen Schwestern" und Bretanos Anteil daran. In: Jahrbuch des freien Deutschen Hochstifts. Hg. v. Perels, Christoph. Tübingen 1988, S. 149-187.
- Mohl, Robert von: Ansteckende Krankheiten. In: Staats-Lexikon oder Enzyklopädie der Staatswissenschaft. Hg. v. Rotteck, Carl von/ Welcher, Carl. Bd. 1. Altona 1831, S. 603-615.
- Nipperdey, Thomas: Der Mythos im Zeitalter der Revolution. In: Wege des Mythos in der Moderne. Richard Wagner „Der Ring der Nibelungen". Hg. v. Borchmeyer, Dieter. München 1987, S. 96-109.
- Oberdieck, Klaus D.: „Was man gegen die Cholera thun kann...". Seuchen in der Geschichte. Osnabrück 1996.
- Pelc, Ortwin: Auf dem Weg zur modernen Großstadt – Hamburg 1814 bis 1892. In: Konstrukteur der modernen Stadt. William Lindley in Hamburg und Europa 1808-1900. Hg. v. Pelc, Ortwin / Grötz, Susanne. München 2008, S. 20-27.
- Pfister, Christian: Naturkatastrophen und Naturgefahren in geschichtlicher Perspektive. Ein Einstieg. In: Am Tag danach. Zur Bewältigung von Naturkatastrophen in der Schweiz 1500-2000. Hg. v. Pfister, Christian. Berlin 2002, S. 11-25.
- Prunder-Bey, Franz: Die Weltseuche Cholera oder die Polizei der Natur. Erlangen 1851.

- Raschke, Gregor: Die Choleratheorie Max von Pettenkofers im Kreuzfeuer der Kritik – Die Choleradiskussion und ihre Teilnehmer. Saarbrücken 2008 (zugl. med. Diss. München 2007).
- Rosen, Georg: Kameralismus und der Begriff der Medizinischen Polizei. In: Sozialmedizin. Entwicklung und Selbstverständnis. Hg. v. Lesky, Erna. Darmstadt 1977, S. 26-123.
- Ders.: Wirtschafts- und Sozialpolitik in der Entstehung des öffentlichen Gesundheitswesens. Ein Interpretationsversuch. In: Lesky, Erna: Sozialmedizin. Entwicklung und Selbstverständnis. Darmstadt 1977, S. 26-61.
- Rürup, Reinhard: Emanzipation und Antisemitismus. Studien zur „Judenfrage" der bürgerlichen Gesellschaft. Frankfurt am Main 1987.
- Schader, Brigitta: Die Cholera in der deutschen Literatur. München 1985.
- Siemann, Wolfram: Vom Staatenbund zum Nationalstaat. Deutschland 1806-1871. München 1995.
- Stamm-Kuhlmann, Thomas: Die Cholera von 1831. Herausforderungen an Wissenschaft und staatliche Verwaltung. In: Sudhoffs Archiv. Zeitschrift für Wissenschaftsgeschichte 73 (1989), S. 176-189.
- Unruh, Georg-Christoph von: Polizei, Polizeiwissenschaft und Kameralistik. In: Deutsche Verwaltungsgeschichte. Bd. 1. Vom Spätmittelalter bis zum Ende des Reiches. Hg. v. Jeserich, Kurt G. A./ Pohl, Hans/ Unruh, Georg-Christoph von. Stuttgart 1983, S. 388-427.
- Vasold, Manfred: Grippe, Pest und Cholera. Eine Geschichte der Seuchen in Europa. Stuttgart 2010.
- Ders.: Pest, Not und schwere Plagen. Seuchen und Epidemien vom Mittelalter bis heute. Augsburg 1999.
- Voegelin, Eric: Die Politischen Religionen. Hg. v. Opitz, Peter J. München 1993.
- Winkle, Stefan: Geisseln der Menschheit: Kulturgeschichte der Seuchen. Zürich 1997.

E. Anhang

Anhang 1

Samuel Friedrich Sauter: Die Cholera[1]

Nicht lange mehr, und sie ist da,
Die Wanderpest aus Asia,
Die schreckenvolle Cholera.

Ob ich mich fürchte? Freilich, ja!
Was schon viel Tausenden geschah,
Das blüht auch uns, der Tod ist nah.

Vielleicht daß diese Pestmama
Und nicht zum Raume sich ersah,
Und fort zieht nach Italia.

Vielleicht daß uns der Großpapa
Verschont mit dieser Domina –
Dann sängen wir Halleluja.

Anhang 2

Moritz Gustav Bauschke: Impromptu[2]

Christi Jünger sind nicht viel
Heut'gen Tag's zu finden;
Ost, Süd, West, ohn' Maass und Ziel
Lebt im Pfuhl der Sünden. –
Er, der Ew'ge aber spricht:

---

1 Samuel Friedrich Sauter: Die Cholera. In: Die sämmtlichen Gedichte des Dorfschulmeisters Samuel Friedrich Sauter, welcher anfänglich in Flehingen, dann in Zaisenhausen war und als Pensionär wieder in Flehingen wohnt. Karlsruhe 1845, S. 325. Zitat auch bei: Briese: Seuchen-Cordon IV, S. 25.

2 Moritz Gustav Bauschke: Impromptu. In: Cholera-Bonbons in bunten Papieren freundlich dargeboten von Moritz B. von Olschen. Berlin 1832, S. 3. Zitat auch bei: Briese: Seuchen-Cordon IV, S. 49.

Räuchern hilft eich wahrlich nicht,
Alle wird' ich finden.

Anhang 3

Friedrich Arnold Steinmann: Disputatorium medicum über Cholera.
Ein Wischiwaschi[3]

Nein – schwitzen muss der Kranke mir,
Die Cholera zu zügeln.
Einfach ist meine Schweißmanier:
Ich laß' ihn tüchtig bügeln. –
Ich deck' mit Eis ich ringsrum zu,
Dann läßt die Krankheit nach im Nu;
Denn Kälte bannt die Kälte. –

Es hilft allein der Alderlaß,
Das Uebel zu vertreiben. –
Mein Patient muß gleich in's Faß;
Ich laß ihn bürsten, reiben. –
Wer sich wird anvertrauen mir,
Dem applicir' ich ein Klistir
Von kaltem Brunnenwasser. –

Ich lasse keinen tropfen Blut
Und gebe Opiumstropfen.
Das gibt dem Kranken Lebensmuth,
Das Herz beginnt zu klopfen. –
Ich nehmen Wismuth, Calomel;
Dem Kranken ist – bei meiner Seel!
Im Augenblick geholfen. –

Mit heißem Wasser reicht man aus,

3 Friedrich Arnold Steinmann: Disputatorium medicum über die Cholera. Ein Wischiwaschi. In: ders: Briefe aus Berlin. Geschrieben im Jahr 1832. Bd. 2. Hanau 1832, S. 86-88. Zitat auch bei: Briese: Seuchen-Cordon IV, S. 129f.

Weg mit dem andren Plunder! –
Mit Kampferspiritus that ich
Nach Hahnemann schon Wunder. –
Nein – Cajaputöl hebt den Krampf. –
Ich lobe mir den Weingeistdampf
Und warme, woll'ne Decken. –

Brechweinstein ist mein Hauptrecept,
Jedoch in rechen Gaben. –
Purgiren ließ ich comme il faut,
Und keiner ward begraben. –
Ich, Freunde und Collegen, heilt'
Viel Patienten unverweilt
Mit brausendem Champagner.

So disputirten hin und her –
Fürwahr – 's ist keine Faben! –
Die Herrn Doktoren kreuz und quer,
Wie einst beim Bau zu Babel.
'S geht unter Turm und Patient.
Hochweise sprach der Präsident:
Die Sitzung ist geschlossen.

Ebenfalls in dieser Reihe erschienen:

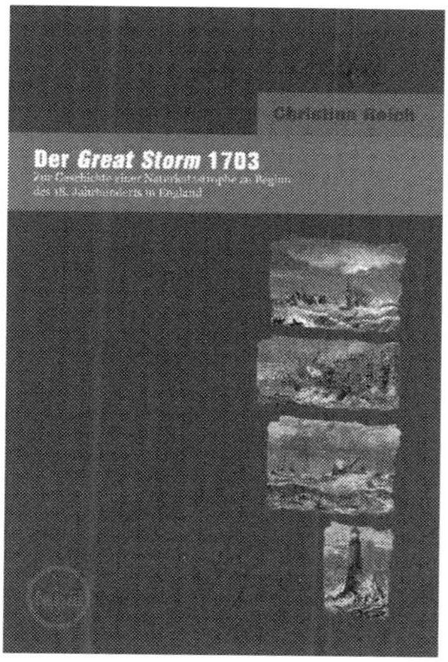

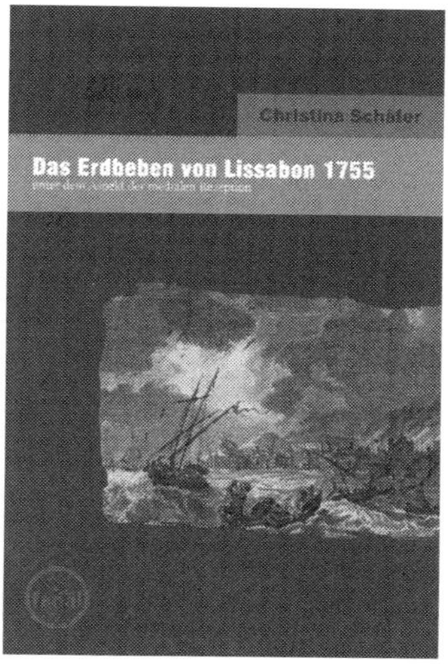

Christina Reich: Der *Great Storm* 1703

Ende 1703 wurde Europa von einem gewaltigen Sturm heimgesucht, der besonders auf den britischen Inseln immensen Schaden anrichtete.

Christina Reich zeichnet die Ereignisse rund um das Unwetter nach, untersucht die zeitgenössischen Reaktionen und Deutungsmodelle und gibt somit Einblick in die Geschichte und Gesellschaft Englands im frühen 18. Jahrhundert.

Christina Schäfer: Das Erdbeben von Lissabon 1755

1755 die portugiesische Hauptstadt von einem gewaltigen Beben verwüstet. Die Katastrophe erregte weit über die Grenzen des kleinen Landes hinaus Aufsehen, Schrecken und Neugier.

Christina Schäfer skizziert die Ereignisse jenes Tages und untersucht die Aufnahme, Beschreibung und Verarbeitung des Unglücks in der internationalen Publizistik.

Made in United States
Troutdale, OR
11/03/2026

56845257R00067